JN113404

イラストで分かる!!

母性看護学

著・イラスト
筒井 美帆

サイオ出版

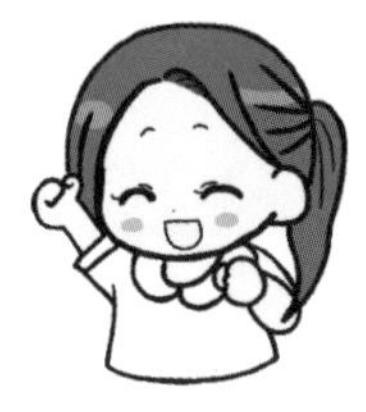

「看護師モカ、助産師モカ」こと

筒井　美帆

株式会社moka school代表取締役
助産師

18歳で妊娠出産し、子どもには先天性の心疾患あり。その経験から看護師・助産師を目指し、毎日２時に起きて勉強し、看護学校に入学。主席で卒業し、助産師学校にも進学。

元々偏差値40ほどだったが、10年分以上の国試や全国の助産師学校の問題を分析し効率の良い勉強方法を追及。その甲斐あって「この問題を作っている方は何を知っていて欲しいのか」まで考えられるようになり、シングルマザーながら全国模試では１～２位の成績を納める。

さらにその経験から、2023年１月よりInstagramで看護師アカウントを運用。現在総フォロワー 8.5万人。自社商品で助産師入試・助産師国試・看護師国試の講座も販売し、３日で115名の方が受講。助産師入試・看護師国試・助産師国試ともに全員合格。

イラストが得意なため、絵を用いた授業を行い、それが人気を呼んでいる。SNSでは新人看護師向けにわかりやすい教科書になるような投稿を心がけている。その他にもクリニック経営などに携わらせていただき、医師への指導も行っている。

Instagram@nurse_moka_

はじめに

初めまして、看護師・助産師のモカです。

母性分野では実はかなり解剖が大切です。母性の問題を解く際には選択肢が全て正しく「最適なものを選びなさい」というパターンが非常に多いからです。

看護師国試の方は一般状況で一番配分が大きいのが実は母性分野。そのため解剖からしっかりと理解し、最適な選択肢を選べるようになることで合格への道は開けます。

助産師の方は「一人で診断し、動ける」のが助産師の仕事。そのため「解剖から知っておかなきゃ困る」というのが本音です。そして根拠から覚えることで実は病態などの理解度も上がり、覚える場所がグッと少なくなります。

実際に全国TOPをキープしてきた私の覚えている場所は皆さんよりもずっと少ないです。そんな私が大事にしている、母性分野で知らなければいけない箇所をお伝えしていきますね！

2024年6月

筒井美帆

CONTENTS

第1章

血液と母性

母性分野に特に必要な解剖は「血液学」と「内分泌」です。実は産婦人科はとにかく出血が多い、超急性期な領域！　実際に私がみた最大の出血量は、6,000mL！　これは妊娠中に血液が増大するため起こることで、他の診療科ではありえない出血量です。

ですので、輸血も頻繁に行います。大量出血は命に直結するため、身体にどんな変化が起こってしまうのか解剖からしっかり押さえていきましょう！　特に指導をしている中で、血漿の部分は理解が不足している方が多いです。母性分野では妊娠貧血にしても、輸血にしても血漿への理解が絶対に必要になります。イラストを交えながら、一緒に楽しく勉強していきましょう！

テーマ 1

血液の生理学

血液の役割は？

① 酸素を運ぶ
② 栄養を運ぶ
③ ホルモンを運ぶ
④ 老廃物を運ぶ
⑤ 免疫
⑥ 体温保持

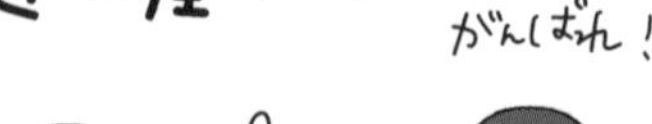

つまり **運び屋さん！**

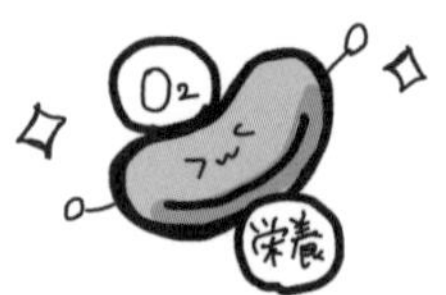

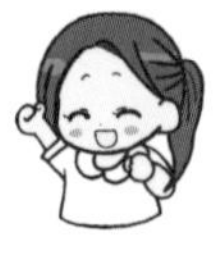

母性は**出血**多いので、理解必須

血液の全体像（体重の8%）

"動画でもチェック"

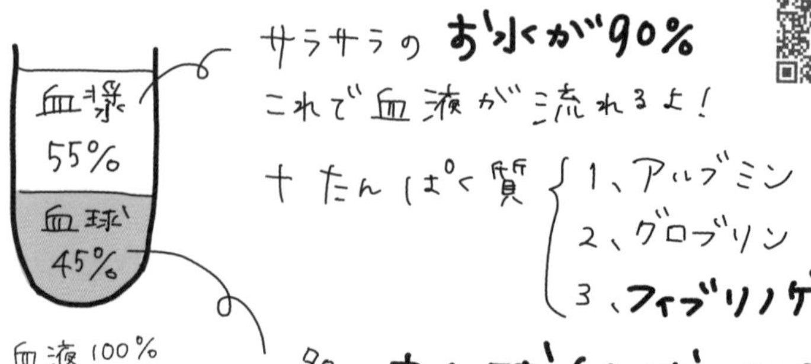

血液100%中の割合！

サラサラの **お水が90%**
これで血液が流れるよ！

＋たんぱく質
1、アルブミン
2、グロブリン
3、**フィブリノゲン**
多 → 少

多 → 少
赤血球（血球の99%）
血小板
白血球

Htとは？（ヘマトクリット）

血液100%中、赤血球が何%あるか？
なので平均45%！ Htが減ると水分が
多くて赤血球が薄まっているよ 心
妊娠貧血の診断に必要だから覚えてね！

Ht：hematocrit（ヘマトクリット）

テーマ

2 妊娠による血液の変化

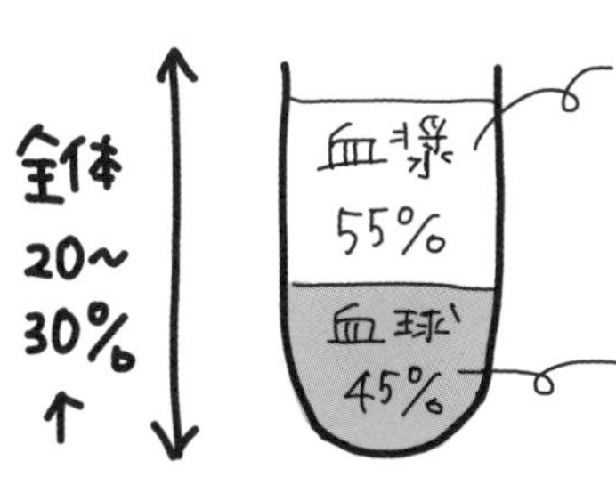

胎盤を通らなきゃいけないので、サラサラになる必要あり！

40-50%↑↑↑↑

動画もチェック

血漿と比べると、そんなに増えないなので血漿で薄まっちゃう（Albも BUNも薄まるよ！）

胎児は初期は1日5g、後期は1日200gずつ大きくなる！

栄養を届ける血液も後期に増えていく！

20w〜増加し始め、20〜30%↑

28〜**32wピーク！** **40〜50%↑↑**

貧血に注意

例　55kgの人は元々の血液が 55×0.08（8%）で 4.4Lくらい。これが妊娠すると 40〜50%↑で 4.4L × 1.4〜1.5倍 = 6.1〜6.6L となる！

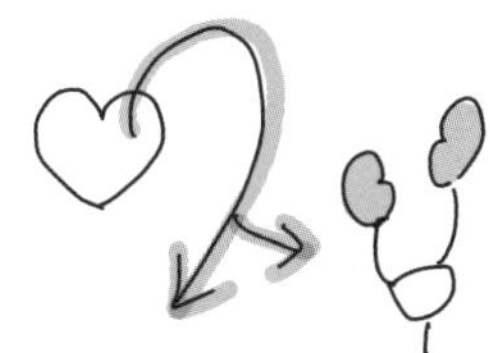

腎血流量は初期〜中期（27wくらい）まで 25〜50%↑

後期〜分娩時は非妊時まで戻るよ！

注意！凝固能はとっても活性化するよ!!

血漿↑でフィブリノゲン↑，エストロゲンで凝固能↑

PS（プロテインS）という血が固まりやすい体質を示す数値も変化！非妊時の**50倍以上**血が固まりやすくなるよ

Alb：albumin（アルブミン）
BUN：blood urea nitrogen（血清尿素窒素）
PS：protein S（プロテインS）

テーマ 3 赤血球の働き

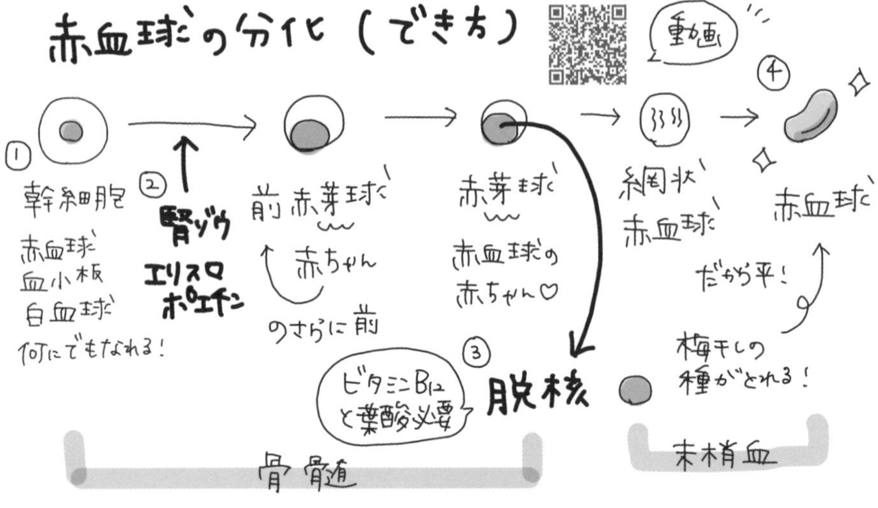

①がダメになるのが**再生不良性貧血**（難病）

全ての血球が作られなくて、骨髄移植が必要！

②がダメになるのが 腎機能が悪い人などが起こす

腎性貧血 → エリスロポエチンの筋注が必要

③がダメになるのが**巨赤芽球性貧血**

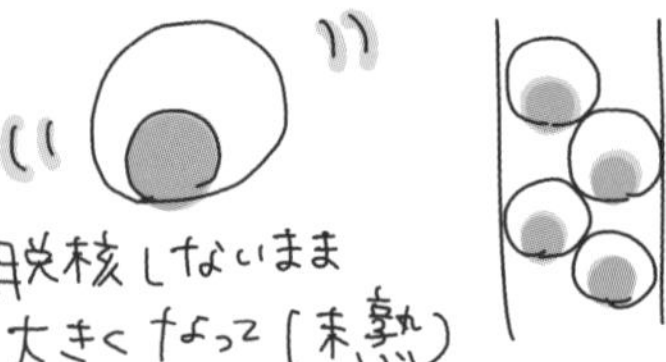

大きい赤血球がたくさん…

大きいので

大球性正色素性貧血

とも呼ばれます！

ちなみにVB12と葉酸は神経のごはん♡

妊娠中に不足すると**「二分脊椎（神経管障害」**のリスク！腰から下の神経が上手く使えなくて、**歩行・排尿障害のリスクが！**

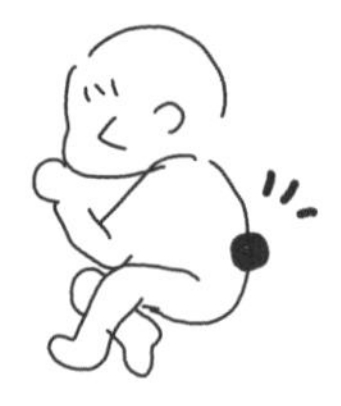

VB12：vitamin B12（ビタミンB12）

④は作った赤血球がどんどん壊れる **溶血性貧血**
(溶血性黄疸) 母性では **Rh式不適合妊娠**
テーマ48で見ていくよ☺!

そして赤血球は…

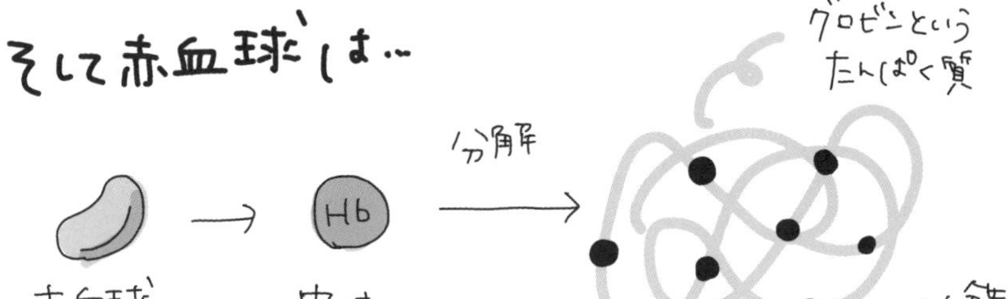

鉄が材料! これが不足するのが⑤ **鉄欠乏性貧血!**

ヘモグロビンは「酸素の運び屋さん」

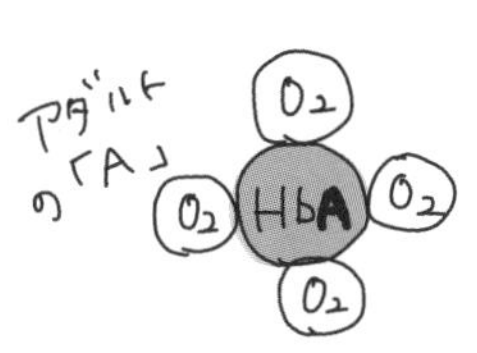

1つのHbにO_2が4つくっついて、細胞へ!
O_2は細胞のごはん

O_2が少なくなる貧血は、疲れやすくなる

でも赤ちゃんは呼吸してないから、酸素少ない…

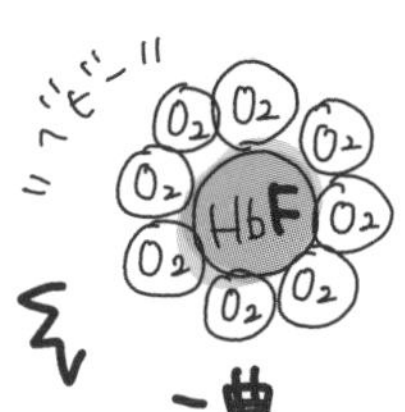

濃

なので酸素がくっつきやすい(親和性)が高いヘモグロビンを持ってるよ! 赤血球1つ1つが濃いので、これを **生理的多血** というよ☺!

胎児は血液が卵黄嚢→**肝臓**→骨髄と作られる場所が変化していくのもポイント✧

Hb:hemoglobin(ヘモグロビン)

テーマ

4 ビリルビン代謝と黄疸

ビリルビンは2mg/dl以上で黄疸
多いと皮膚の神経を刺激して、掻痒感が出るよ

赤血球 120日 寿命 → 脾臓で破壊 → グロビン
ヘム鉄が鉄をすてる

ここは覚えなくてOKです!!

↓

間接ビリルビン Alb アルブミンが運搬

門脈 ↓

グルクロン酸抱合

肝ゾウの細胞が行うよ！

動画でチェック♡

↓

直接ビリルビン
水に溶ける

腎 ウロビリノゲン ↓ 尿中へ

腸 ステルコビリン ↓ 便中へ

母性ではここは理解が必須です

尿や便の色を付けているよ！

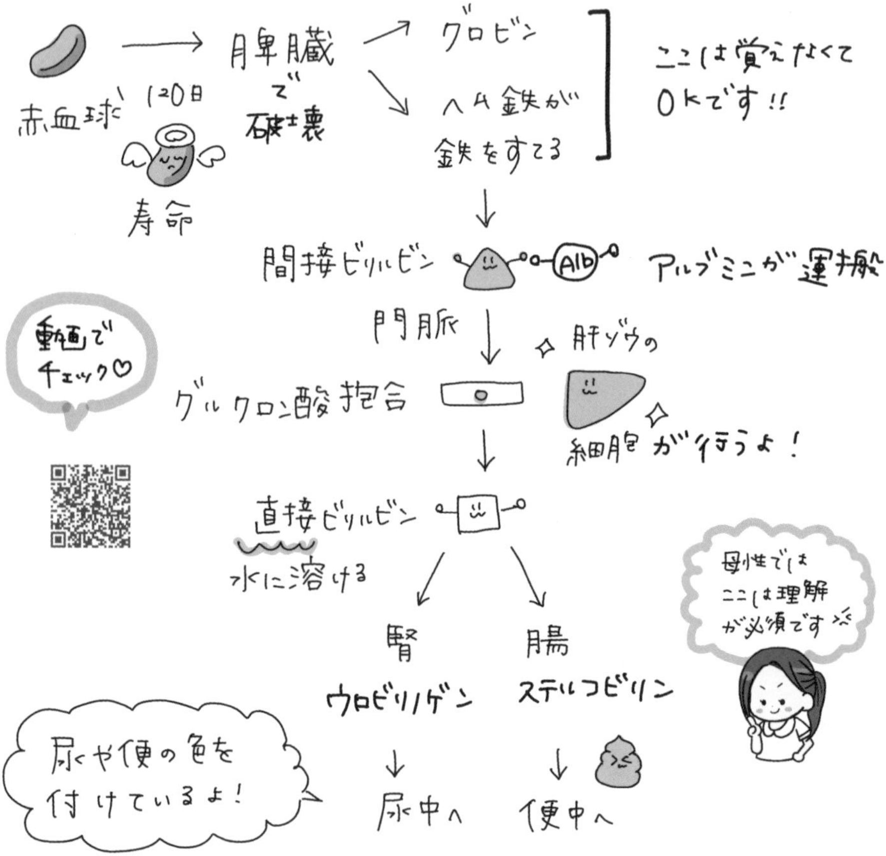

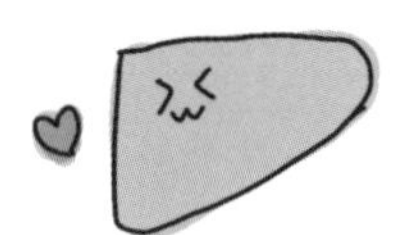

肝臓は他にもエストロゲン（女性ホルモン）を代謝して、体の外に捨ててくれているよ！

3つの黄疸（生理的黄疸はテーマ84をチェック！）

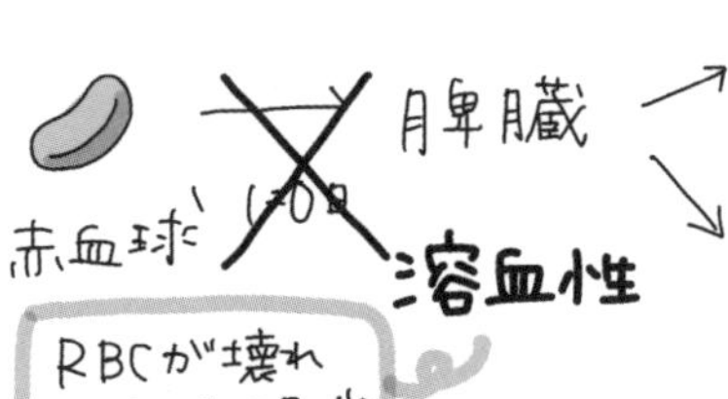

グロビン
ヘム鉄が
鉄をすてる

つまり出血が多い
中脳状硬膜下血腫等
は溶血性のリスク！

RBCが壊れまくるので、間ビ↑

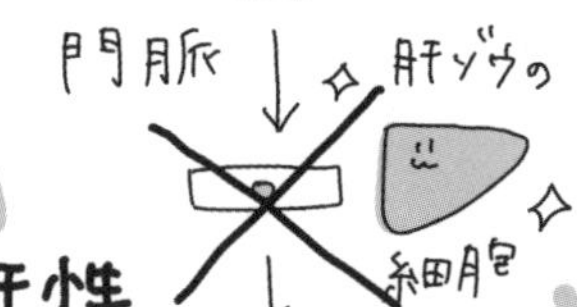

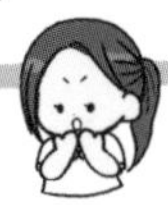

母乳では
「プレグナンジオール」
がグルクロン酸抱合
を邪魔するよ

肝性はグルクロン酸抱合×で間ビ↑か
ビリルビン排出できず
直ビ↑（試験出ない）

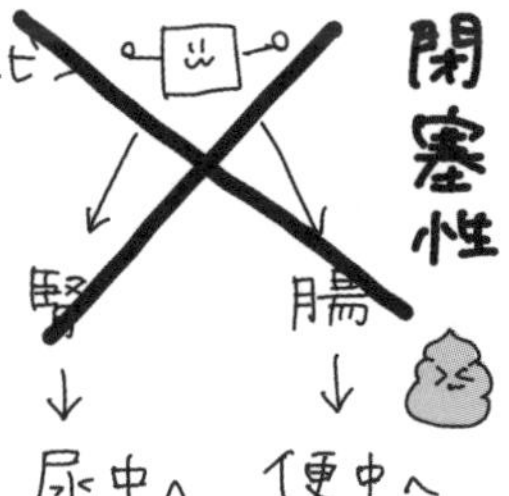

尿中へ　便中へ

新生児の胆道閉鎖症はココ!!
だから便が灰白色
になるよ！

頻出!!

閉塞性は直ビの
通り道が閉塞するので
直ビ↑ **ココを覚えろ！**

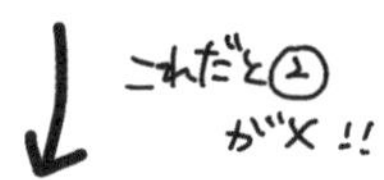

これだと①が×!!

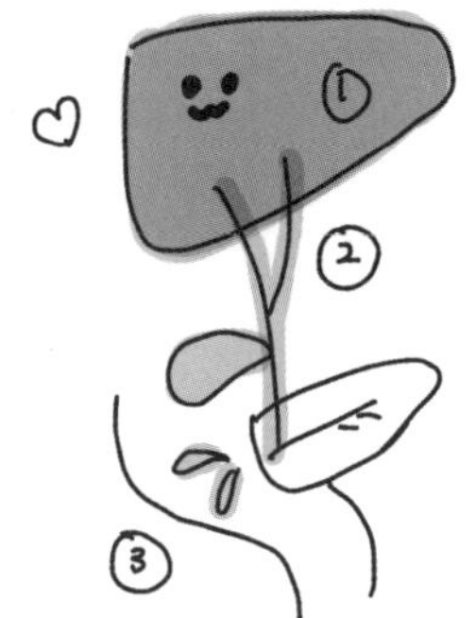

① 肝臓でビリルビンが胆汁にとけて、
② 胆管を通って、
③ 膵管と一緒にファーター乳頭から
十二指腸へ開口し、胆汁として出てく！

このどこかがダメになるのが **閉塞性！**

テーマ 5

止血とDIC

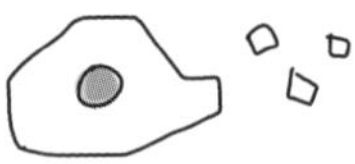

血小板は巨核球の欠片で、止血に関与

一次納

転んだりすると血管が傷ついて… → そこに血小板が集まって血を止める

一次止血

動画もチェック

でもこれだけでは血がしっかり止まらないので…

凝固因子で二次止血していくよ☺！

1～13番まであって（6が欠番）全てがドミノ倒しのように反応していく（カスケード反応というよ）ここから覚えて!!

X → Xa（10番が活性化）

ビタミンK…→ ↓

プロトロンビン → トロンビン

カルシウム…→ ↓

フィブリノゲン → **フィブリン**

血栓（フタ）ができる

血小板を網でぎゅっ♡と固める

ビタミンKがないと止血できないから、出血予防でK2シロップを飲むよ

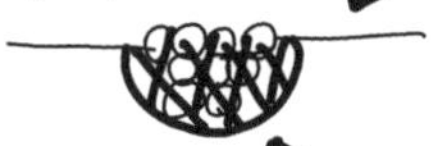

でもいつまでも血栓があるとよくないから「線溶系」が溶かしていくよ！

プラスミノゲン → **プラスミン**

溶かす

DIC（播種性血管内凝固症候群）は母性では主に、常位胎盤早期剥離で生じることが多い！

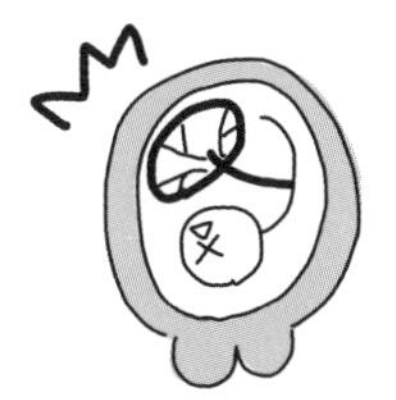

胎盤がはがれる

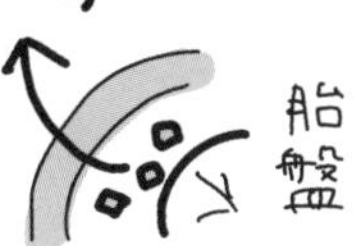

胎盤に含まれる「組織因子（凝固因子Ⅲ番）」が母体へと侵入する

1、まずは血が固まる

肺塞栓や脳梗塞リスクがあるよ

2、次に線溶系が働く

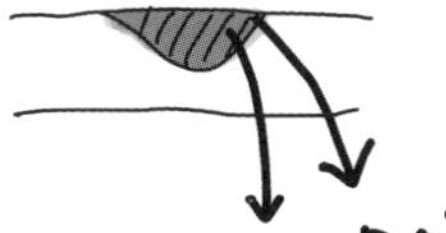

FDP、Dダイマーが増える
とかした時にできるゴミ

溶かしすぎちゃうイメージ！なので
大量出血を起こしやすい!!

MAX 6ℓの出血を見たことがあります

危険

つまりDICは血が「固まりやすく」「溶けやすい」状態

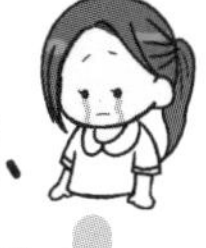

出血は ここをチェック
- 頻脈（血が少ないので回数で補う）
- 血圧↓（有効な循環血液少ない）
- チアノーゼ（有効な循環血液少ない）

DIC：disseminated intravascular coagulation（播種性血管内凝固症候群）
FDP：fibrin degradation products（フィブリン分解産物）
Dダイマー（フィブリン分解産物の終末分解産物のこと）

テーマ 6 白血球と免疫

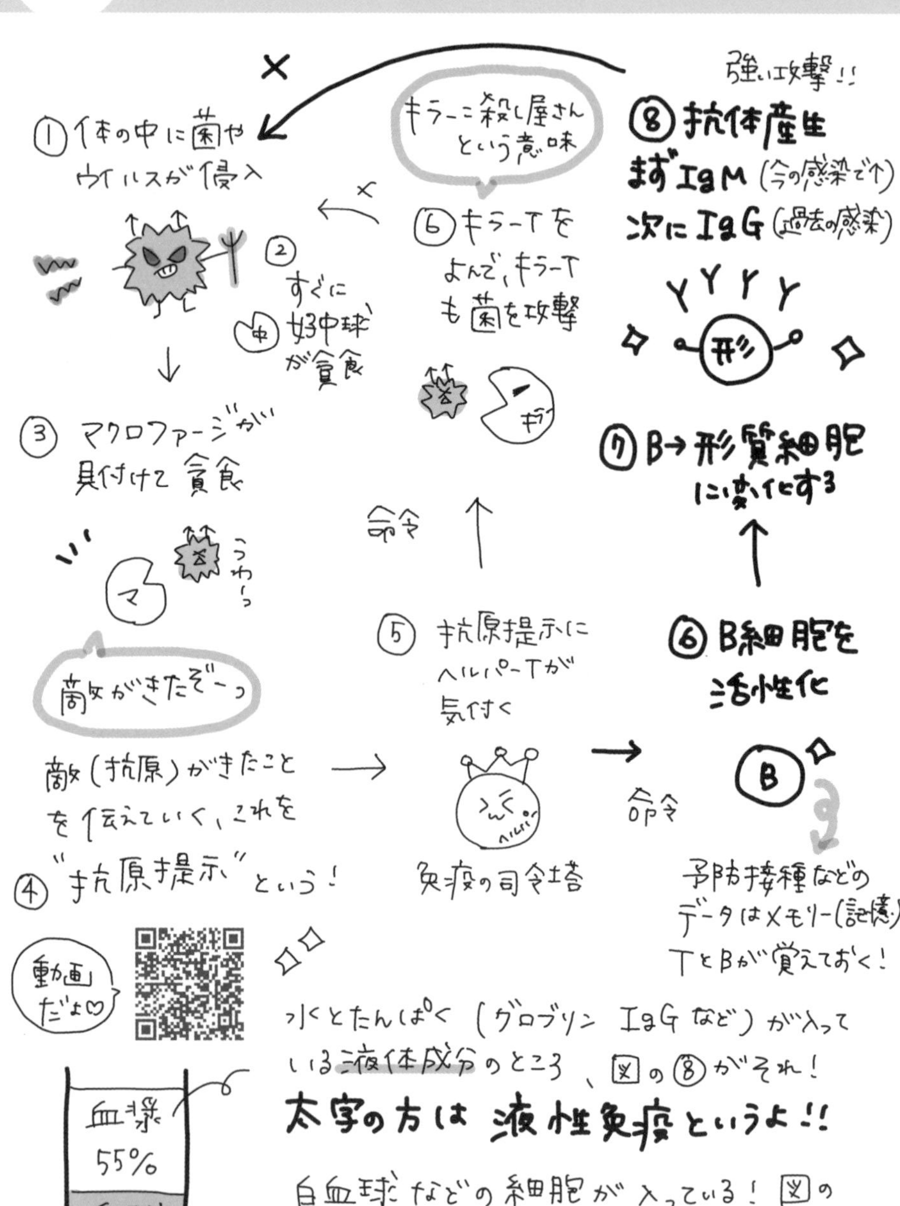

水とたんぱく（グロブリン IgGなど）が入っている液体成分のところ、図の⑧がそれ！

太字の方は液性免疫というよ！！

白血球などの細胞が入っている！図の①〜⑥は細胞だけで完結しているので、**細胞性免疫**というよ！

IgG：immunoglobulin G（免疫グロブリンG）
IgM：immunoglobulin M（免疫グロブリンM）

CRPって何？

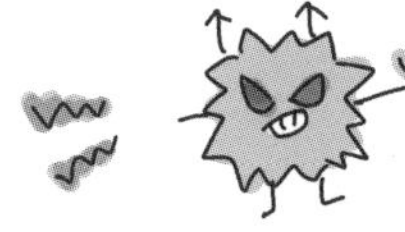
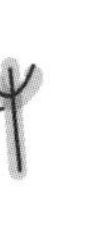
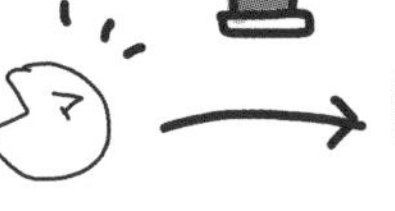
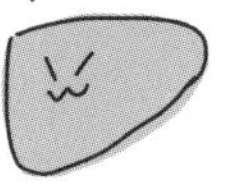

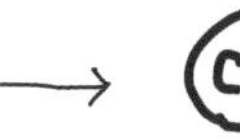

①感染、炎症
②マクロファージが発見！
③サイトカインが肝臓に炎症を知らせる
④CRP産生 炎症を抑える

つまり炎症してからすぐにCRPは上昇しないよ！
でも母性は超！急性期 CRPじゃアセスメント×!!

感染超初期
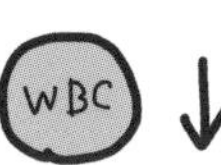
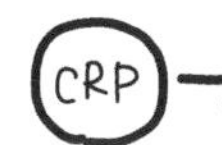

血中のWBCが感染巣へ移動して少し減る

感染の初期
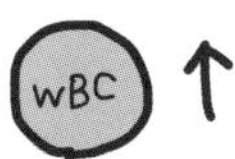
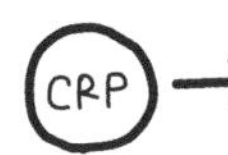

臓器に保存されたWBCが血中へ移動↑なので絨毛膜羊膜炎などもWBCをみる

感染極期
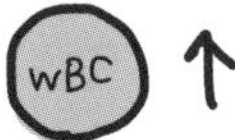
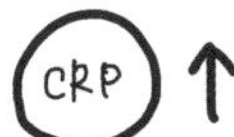

肝臓のCRP産生スタート！
2～3日がピークだよ！

感染後期
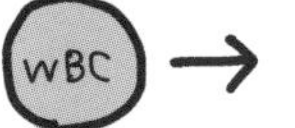
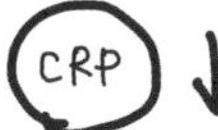

CRPは1日で1/2へ、2日で1/4へ
WBCは5日で正常へ戻っていく

術後は？

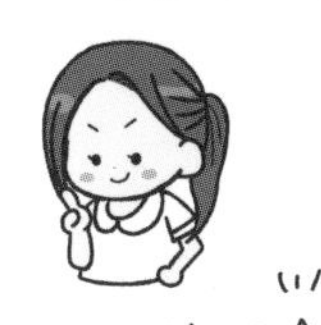

帝王切開などのオペ後は体に傷がついているので、感染と同じ状態になっていくよ!! 術後2～3日でピークに達して、その後速やかに低下するのが一般的です！下がらない時には術後感染を疑っていくよ

CRP：C -reactiv proteinn（C反応性タンパク）
WBC：white blood cell（白血球）

テーマ
7 血液型と輸血

① ABO式血液型 （まず自分のを覚えましょう！）

A型

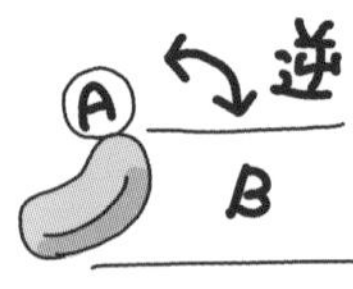

赤血球表面に「A型ならA抗原」というように自己紹介するように抗原がくっついているよ！それと反対のものが血清（血漿）の中に抗体として入っているよ！

つまり血球からみた血液型と血漿からみた血液型があるよ！

※血清とは血漿からフィブリノゲンを抜いたもの

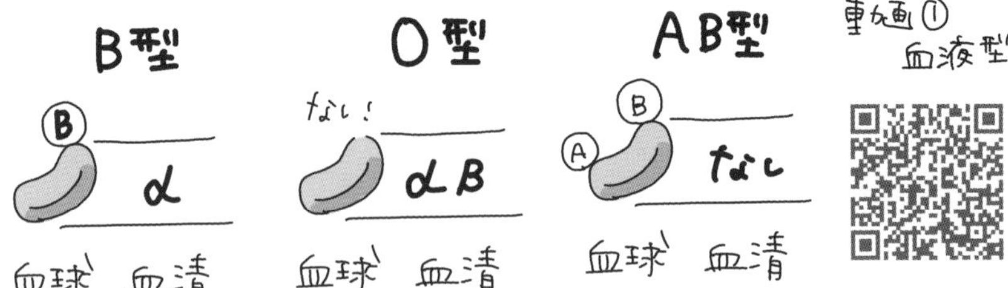

同じアルファベット（Aとα、Bとβ）がくっつくと、赤血球が壊れてとっても危ない！！なので輸血の時にはオモテウラ試験を行っていくよ！！

オモテ試験

赤血球（抗原）に血清（抗体）を加えて赤血球からみた血液型を調べていくもの！

同じアルファベットがくっつくと凝集（破壊）され＋となる

	抗α血清	抗B血清
A型	＋	－
B型	－	＋
O型	－	－
AB型	＋	＋

A β
B α
ない！ αβ
A B なし

O型の赤血球は凝集反応が起きないよ！！

ウラ試験

血清(抗体)に赤血球(抗原)を加えて血清からみた血液型を調べるもの

同じアルファベットがくっつくと凝集(破壊)され＋となる

	A血球	B血球
A型	−	＋
B型	＋	−
O型	＋	＋
AB型	−	−

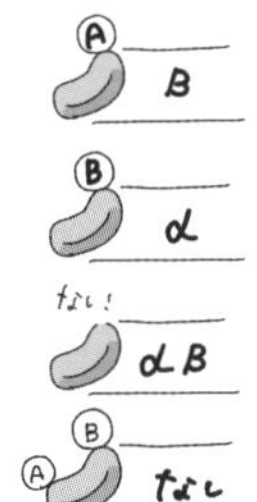

両方一致で輸血

AB型の血清は凝集反応が起きないよ!!

② 輸血

全血輸血

Ope前に自分の血液を採取、アレルギーが起こらないのでそのまま使う! 助産では前置胎盤で必須!

2-6℃で21日保存可能

成分輸血

献血を使うので、必要な成分だけを抜いてアレルギー反応が起こりにくいようになっている

このうつが成分輸血の代表です!

①赤血球輸血　2-6℃の冷蔵で28日保存

②血小板輸血　20-24℃の常温、4日

止血を担当しているので振とう(揺らす)保存

実は現場で最も使われている!!

③新鮮凍結血漿　-20℃で冷凍、1年持つ

フィブリノゲンが入っているので、止血に使う

解凍する時に固まるので撹拌(揺らす)しながら30-37℃の湯で解かす!

+保存液も入っていて、配合変化を起こしやすいので、単独投与!

細い針先で血球が壊れないように**18、20G**の針を使うよ

つぶれる〜!!

助産ではとっても使われる!!

特にABの血漿!なんでかな?

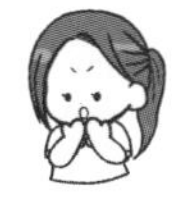

第1章 血液と母性

赤血球輸血は、血球から見た血液型

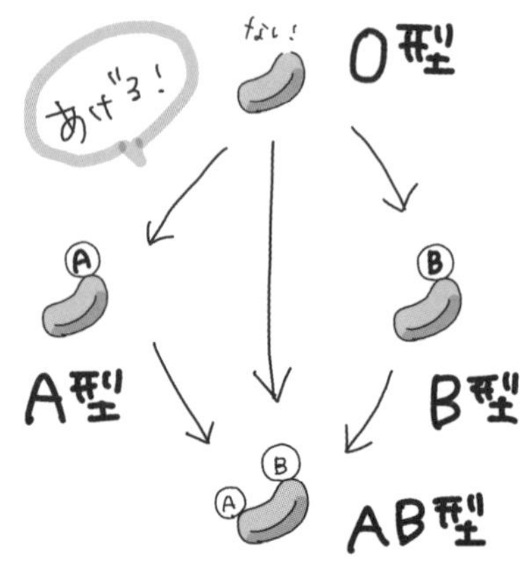

同じアルファベットは拒否反応が起きない！血球だけ取り出しているので、血清からの血液型は考えなくて大丈夫!!

O血球は全ての血液型に、

AはAかAB、BはBかABに
ABはABのみに血球を分けてあげることができるよ

新鮮凍結血漿、血小板は血漿からみた血液型

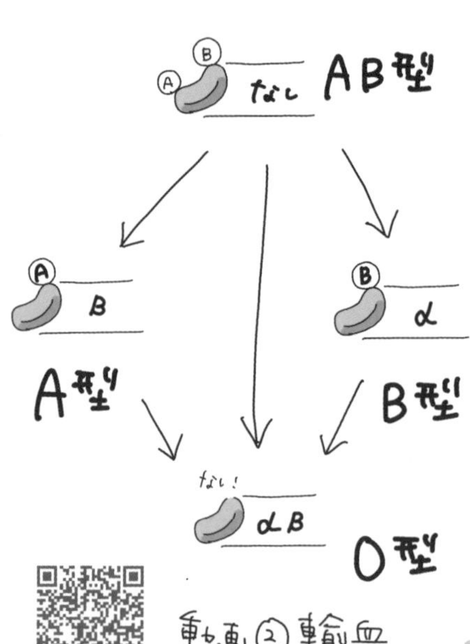

同じアルファベットは拒否反応が起きない！血清だけ取り出しているので、血球からの血液型は考えなくて大丈夫!!

AB型は全ての血液型に、

AはAかO、BはBかOに
OはOのみに血球を分けてあげることができるよ！

なので搬送で出血多量の人がいて血液型が分からない時には

ABの新鮮凍結血漿を使う

③ Rh式血液型

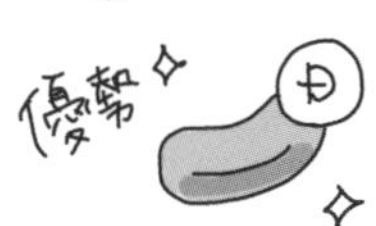

赤血球の表面にD抗原がある人をRh(+)といい、
日本人の99.5%はRh(+)、**0.5%がRh(−)**

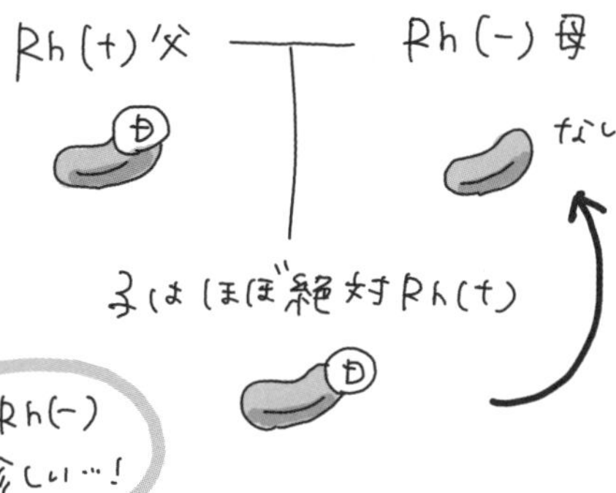

MEMO
OのRh(−)は珍しい…!

妊娠、出産の過程で、
子の血液が母に入ってしまう!

すると母が「異物だ!」と
勘違いし、攻撃するための
抗D抗体をつくる

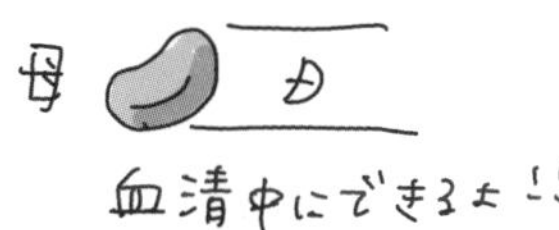

血清中にできるよ!!

A型の人は

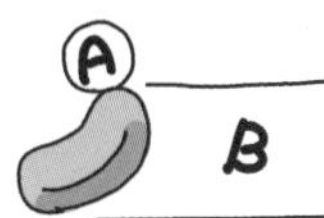

血球　血清

B抗体がある
これを規則抗体

Rh不適合妊娠の人だけ

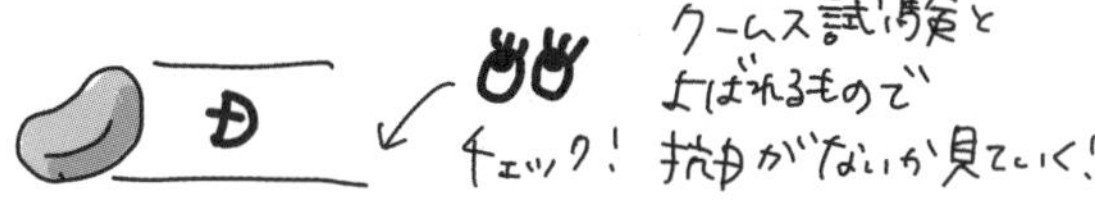

クームス試験と
よばれるもので
抗Dがないか見ていく!

普通の人にはない抗D抗体が
できる!これを「不規則抗体」
という!

なので全例必ずチェックする!

Rh(+)の赤ちゃんの
赤血球を

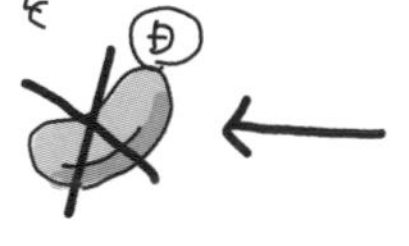

母の抗D抗体
が攻撃しちゃう!

D

赤ちゃんの赤血球
が妊娠中に壊され
まくって、最悪胎内
死亡してしまう…

テーマ8

血漿の解剖

水90% ＋ たんぱく質
① アルブミン　多
② グロブリン　↓
③ フィブリノゲン　少

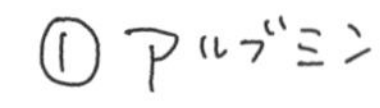

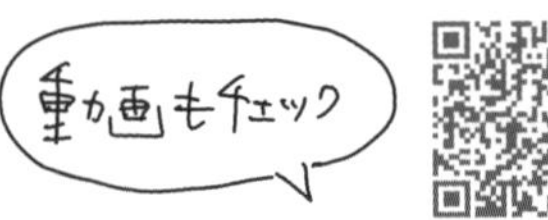

① アルブミン

膠質浸透圧に関わるよ！

たんぱく質の水の調整という意味！

体の中に水分は…

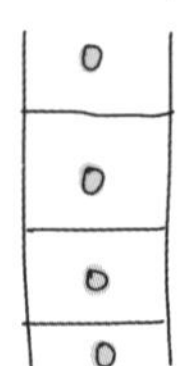

細胞内に40%　間に15%　血漿5%

細胞外に20%

このバランスを保つのが浸透圧！種類は沢山あるけど、今回は食べたたんぱくから出来る"アルブミン"

3.5g/dl未満で低栄養で浮腫

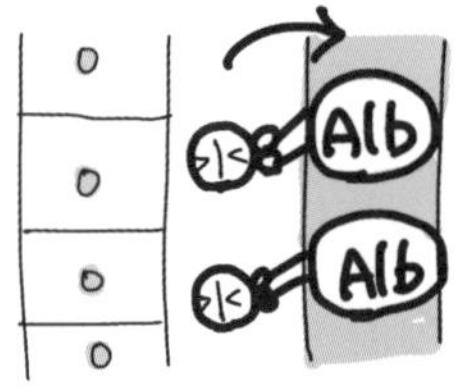

アルブミンは血管内に水を引っ張る！少ないと間質に水がたまって浮腫になる！

② グロブリン（免疫）

IgA　IgM　IgG　IgE

初乳

でかくていばる 初期感染ですぐでしゃばる

3〜6ヵ月でなくなる！でもまだ赤ちゃんは自分で作れない

胎盤へGO！お母さんから赤ちゃんへ免疫をプレゼント♡

いーっだ！

嫌いなものだけ攻撃する！アレルギーに関与

③ フィブリノゲン（止血）

助産で新鮮凍結血漿の輸血が多いのは止血のため！

IgA：immunoglobulin A（免疫グロブリンA）
IgE：immunoglobulin E（免疫グロブリンE）

第2章

内分泌と母性

母性分野はホルモンに左右されています。月経・妊娠・出産・産褥、他にも思春期や更年期の全てでホルモンが関わり、不妊の原因となっているものもほとんどがホルモンの仕業によるものです。

その中でも月経のホルモンはほぼ必ず試験で問われます（看護も助産も）。なぜなら母性分野の全ての始まりが月経だからです。ここさえ説明できるレベルになれば母性全体の理解度がグンっと上がります。なので、特にテーマ11はしっかり覚えておきましょう。

ピルやその他の薬理などもフィードバックをよく使いますが、フィードバックは「足りないから出す（正）」か「足りているから止める（負）」という単純なものです。苦手意識が高い方も多いですが、本質から一緒に理解していきましょう！

テーマ 9 内分泌とフィードバック機構

外分泌＝液体

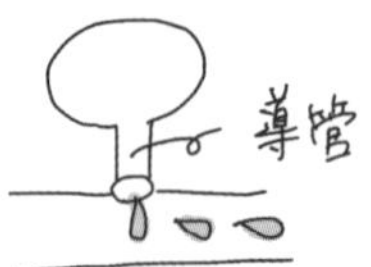

出る所が決まっている
涙とか、乳腺とか！

内分泌＝ホルモン

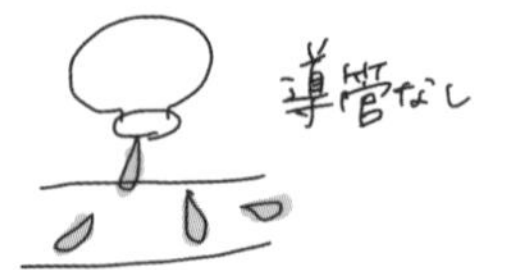

血液にのって、どこへでも行ける
ホルモンのことだと思って！

助産で1番大切な
解剖だよ！

〃動画チェック！

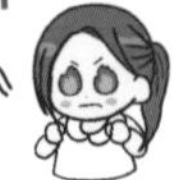

負（ネガティブ）フィードバックは「もういらない！」状態

分かりやすいのが甲状腺です！

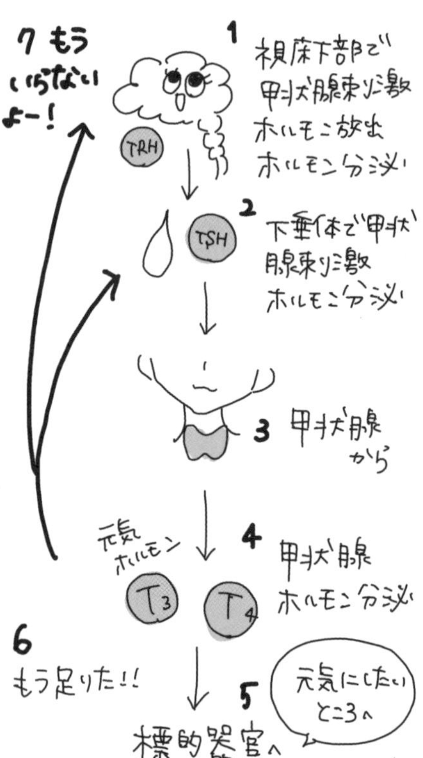

正（ポジティブ）フィードバックは「もっとちょうだい！」状態

月経の時が分かりやすいかな！

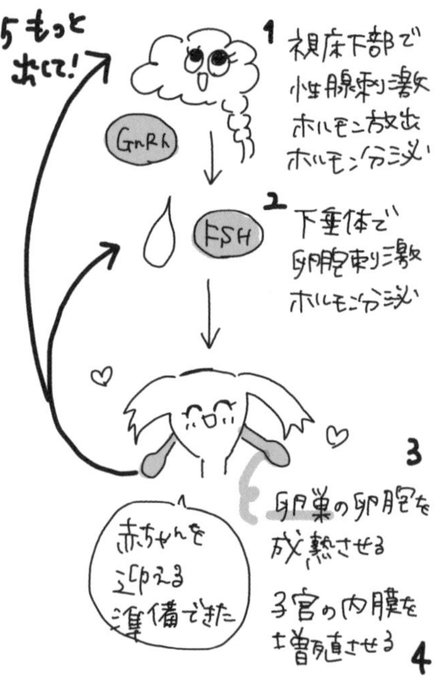

この後に LH（黄体形成ホルモン）が大量に出ると排卵（妊娠体制に入る）が出来るので、ホルモン分泌するよう求めるよ！

TRH：thyrotropin releasing hormone（甲状腺刺激ホルモン放出ホルモン）
TSH：thyroid stimulating hormone（甲状腺刺激ホルモン）
T_3：triiodothy（トリヨードサイロニン）

甲状腺機能亢進症・低下症と助産

甲状腺機能亢進症（バセドウ病） こっちが頻出だよ！

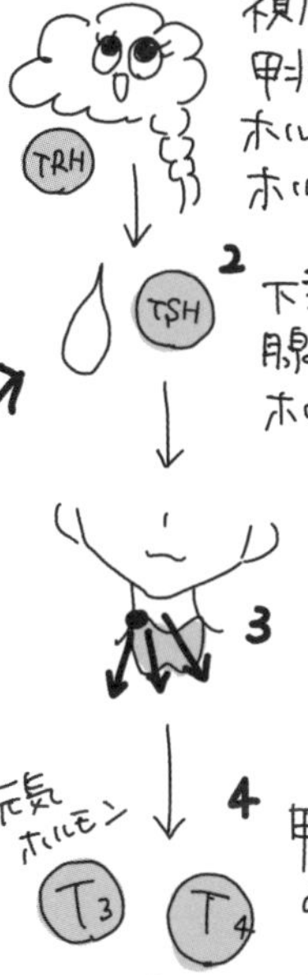

1 視床下部で甲状腺刺激ホルモン放出ホルモン分泌

TRH

2 下垂体で甲状腺刺激ホルモン分泌

TSH

3 甲状腺に抗TSH受容体抗体がくっついてずーっと刺激する

4 甲状腺ホルモンがめっちゃ分泌↑↑

元気ホルモン

T_3 T_4

5 標的器官へ

元気にしたいとこへ

6 多すぎるって！

7 もういらないよー！

めっちゃ分泌するので T_3、T_4 ↑↑

負のフィードバックでいらない！って言ったので上のホルモンは少ないよ！

TSH↓

TRH↓

薬は第一選択が
・チアマゾール（メルカゾール）ですが催奇形性があるよ
・無機ヨウ素
・プロピルチオウラシル（PTU）
に7wまでは絶対変更！

授乳中も内服OK！

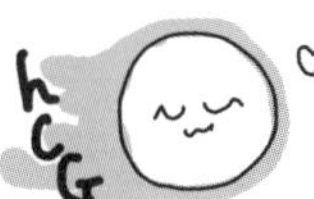

hCGはT_3、T_4と類似作用がある

受精卵から絨毛が発生する、そこからヒト絨毛性ゴナドトロピン（hCG）が分泌するよ！

4w頃から分泌 10wがピーク！

なので初期に亢進症の人は症状が悪化しやすいよ
元気すぎて流産したり、甲状腺クリーゼになって死のリスクがある！
頻脈などしっかり観察

T_4：thyroxin（サイロキシン）
PTU：propylthiouracil（プロピルチオウラシル）
hCG：human chorionic gonadotropin（ヒト絨毛性ゴナドトロピン）

甲状腺機能低下症（橋本病） 現場でよく見るよ！

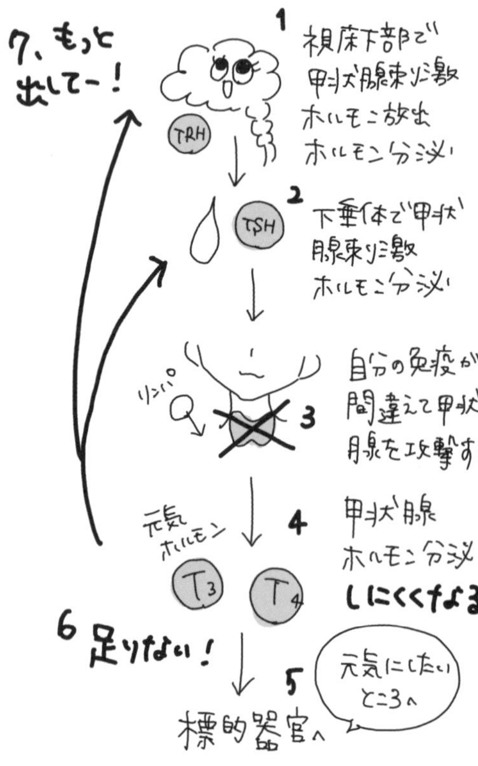

TRH↑
でも甲状腺
壊れてて出ない

TSH↑
でも甲状腺
壊れてて出ない

**うまく
働けなく
なっちゃう**

**T3、
T4↓**

＼動画もチェック／

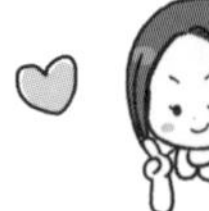

材料はヨード

なのでチラージンという
T3、T4そのものを薬に
したようなものを内服

ヨードに注意

のりとか。

ヨードとはT3、T4そのもの!!
低下症の人がヨードをとると
T3、T4が作れないのに
ヨードが蓄積し、更にT3、
T4が低下する（機序不明）

ヨードは海藻類に多いよ！

妊娠中は軽快傾向

hCGがT3、T4と類似作用がある為
軽快傾向。ただしT3、T4は胎児の
神経発達に重要なため初期に↑する。
内服コントロールは必要なので注意！

産まれてからに注意！

産後4〜6割に甲状腺機能変動、
新生児に一時的に甲状腺機能低下
や神経発達障害がみられることもあるよ！

GnRh gonadotropin releasing hormon（性腺刺激ホルモン放出ホルモン）
FSH：follicle stimulating hormone（卵胞刺激ホルモン）
LH：luteinizing hormone（黄体形成ホルモン

テーマ 11

月経のホルモン

月経とは？ **妊娠のため** = 排卵と赤ちゃんのベッド作りをする

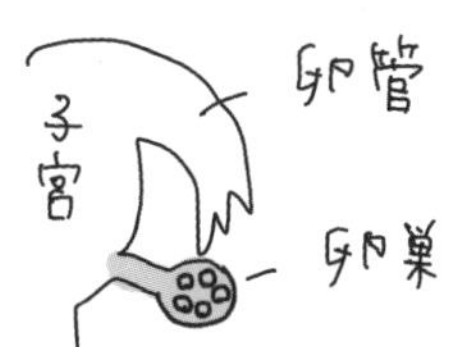

別々の臓器だよ！

① 卵巣の中には、お母さんのお腹の中に居る時に、700万個の卵が作られて保管されています。
（第1分裂までして、保存されています。生まれた瞬間から老化が始まります。）

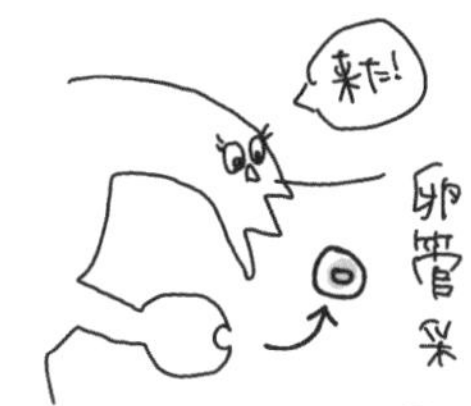

結構サボります…

② 月経で育った卵は**排卵**し、飛び出た卵は手のような卵管采でキャッチ！されます（どこか行かないように）。

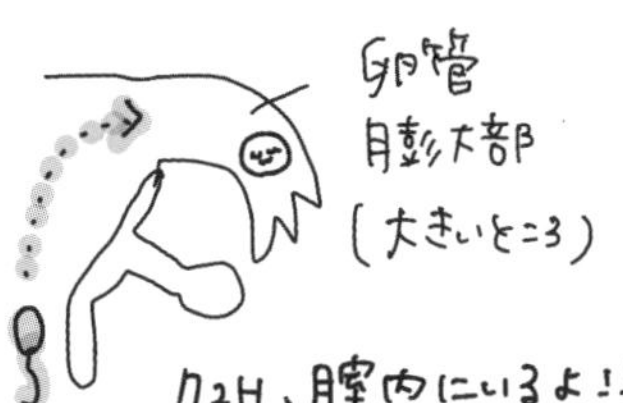

72H、膣内にいるよ!!

③ キャッチされた卵は、卵管膨大部に保存されます（24H）。
この時**精子**が侵入すると卵子と出会って受精します。

通り道

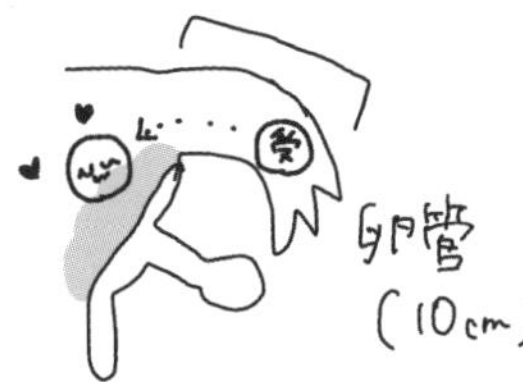

④ 受精卵は7日かけて10cmの**卵管**を進み、子宮内にできたフカフカのベッドに着床します。妊娠成立です。

太字は不妊の原因 ①排卵因子 ②男性因子 ③卵管因子
（網かけ）は月経が行っていく作業 ①排卵 ②内膜のベッド作り

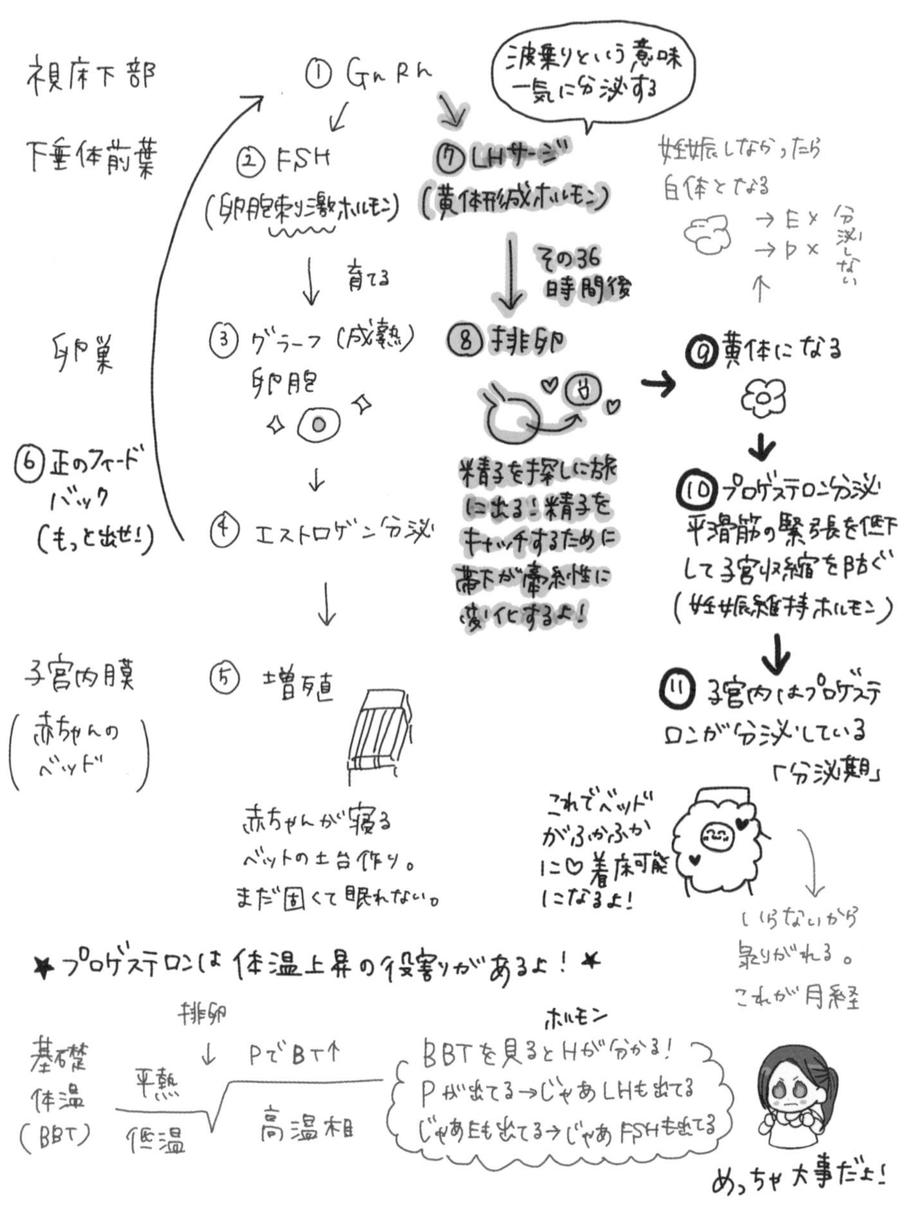

BBT：basal body temperature（基礎体温）
E：estrogen（エストロゲン）
P：progesterone（プロゲステロン）
BT：body temperature（体温）

第2章 内分泌と母性

月経のホルモンの覚え方（この表を覚えると大体の問題が解ける）

網かけのとこ 太字のところだよ！

試験で聞かれるのはここ	①〜⑥	⑦〜⑨	⑩〜⑫
卵巣は何期？	卵胞が育つ **「卵胞期」**	排卵が起こる **「排卵期」**	黄体が形成される **「黄体期」**
主役のホルモンは	卵胞から出る **「エストロゲン」**	LHサージある **「LH」**	黄体から出る **「プロゲステロン」**
子宮は何期？	子宮内膜が増える **「増殖期」**	−	プロゲステロンが 分泌している **「分泌期」**

プロゲステロンが体の不調の原因と考えて！（正確にはホルモンバランスが崩れて生じる）なので体の不調は月経前の黄体期で生じるよ！

PMSとか
胸の張りとか
便秘とか

月経スタートが1日目

排卵から次の月経までが **14日** ±2日（皆、一定です！）

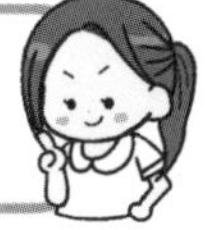

POINT つまり月経周期が28日なら、排卵は28-14=14日目
33日なら33-14=月経19日目！卵胞期はストレスで延長！

超大事なので、動画チェックして↑

排卵の体の変化

卵巣を突き破って排卵するので、ちょっとお腹が痛くなったり、1〜2日出血することもあるよ（正常）

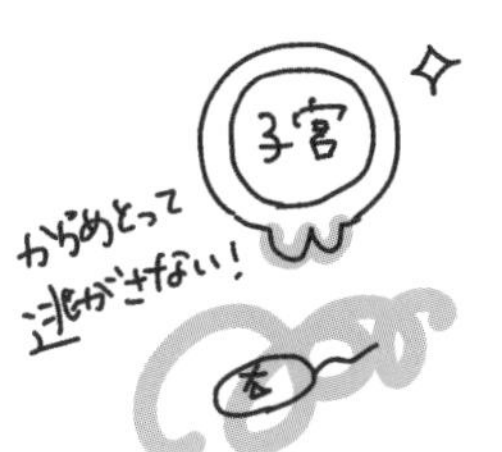

基本はこの時しか妊娠できないよ！なので頸管粘液（帯下）が変化！精子をキャッチできるように
粘液増加↑ 牽糸性↑（糸をひいて精子を絡めとる）
でも精子が通りやすいように粘稠度↓（ネバネバせずにサラサラした帯下になるよ）

PMS：premenstrual syndrome（月経前症候群）

テーマ 12 性ホルモン

男性のホルモンについても覚えましょう ☺

動画もチェック♡

下垂体 前葉 後

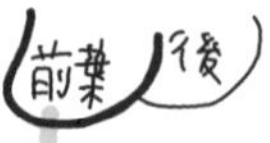

LH

(黄体形成ホルモン)

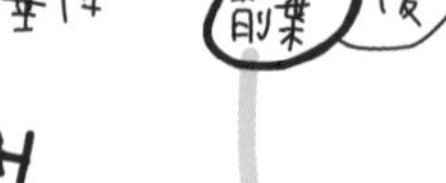

テストステロン

① 精巣にLHが働きかけて**テストステロンを産生**する

② 精巣から**テストステロン**が分泌

下垂体 前葉 後

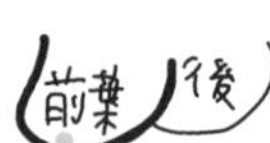

FSH

(卵胞刺激ホルモン)

③ 精巣にFSHが働きかけてテストステロンと一緒に**精子を形成**する！

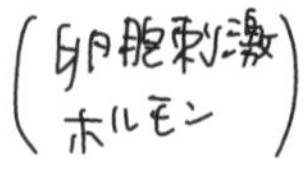

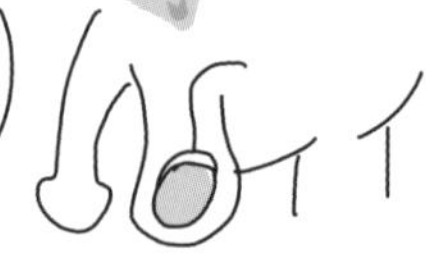

精巣上体

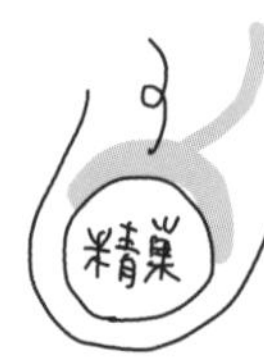

陰嚢

精巣が精子を形成し、精巣上体が精子をためて成熟させる！ 最大10億個！

なぜ陰嚢は体の外にある？

体温より2度低いよ！これは熱に弱く、温まると不妊やがんのリスクがあるから！
胎児期には胎内にあるけど、出産が近付くと陰嚢内に降りてくるよ！

おりてくる

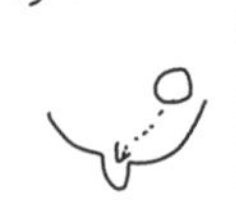

テーマ 13 分娩のホルモン

下垂体

前葉 後葉

プロラクチン

乳汁産生

(産褥2〜4日 多)

その時期に乳房緊満が生じるよ!

オキシトシンは女性の平滑筋を収縮

だけで覚えない!

射乳

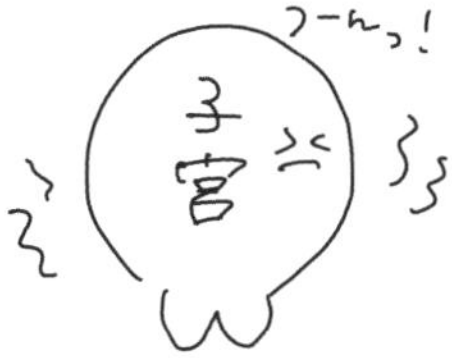

腺上皮

筋上皮

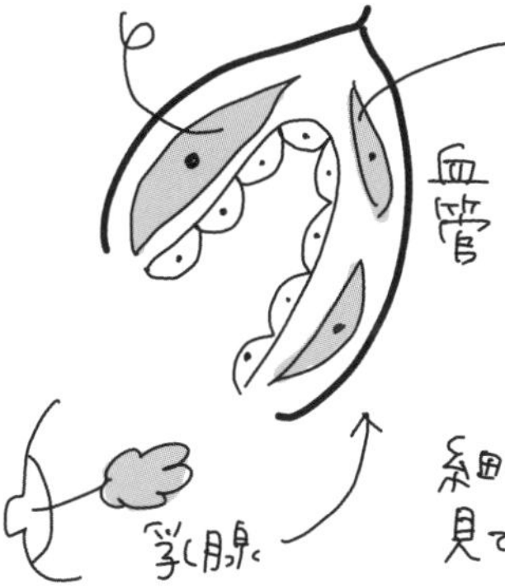

血管

乳腺

細かく見ていくと

リラックスしないと、母乳も出ない!

うーんっ!

子宮

子宮収縮(陣痛)

・分娩のホルモン
・後陣痛のホルモン
でもあるよ

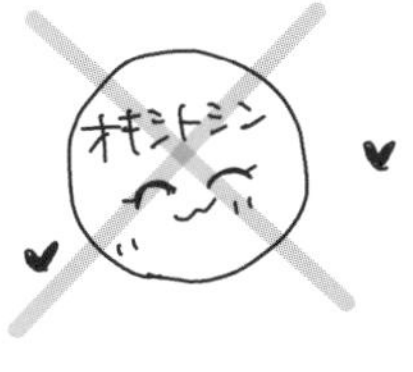

オキシトシンは「幸せホルモン」って聞いたことある?

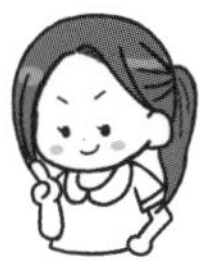

副交感神経を優位にして、リラックス効果があるよ!

寝てる時に分泌して脳波を調整したりもするから、だから夜の分娩(陣痛スタート)が多い

動画もチェック

オキシトシン

幸せ(リラックス)ホルモンを止める子宮収縮抑制剤は?

→交感神経が優位になるので**頻脈や動悸**の副作用があるよ

テーマ 14 血糖コントロール

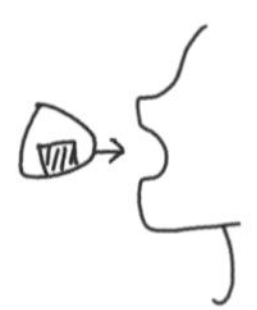

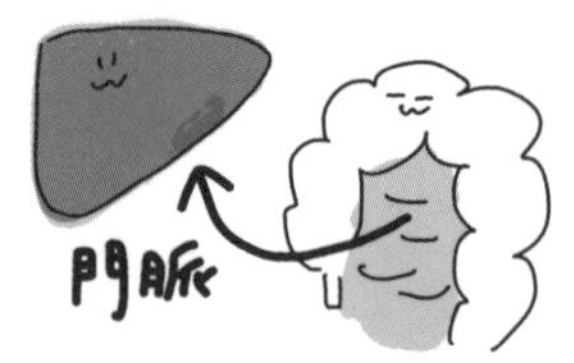

〃動画でもチェックしよう〃

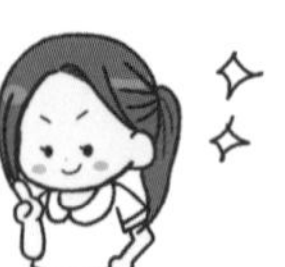

食事(糖)は… 小腸で吸収して肝臓へ!

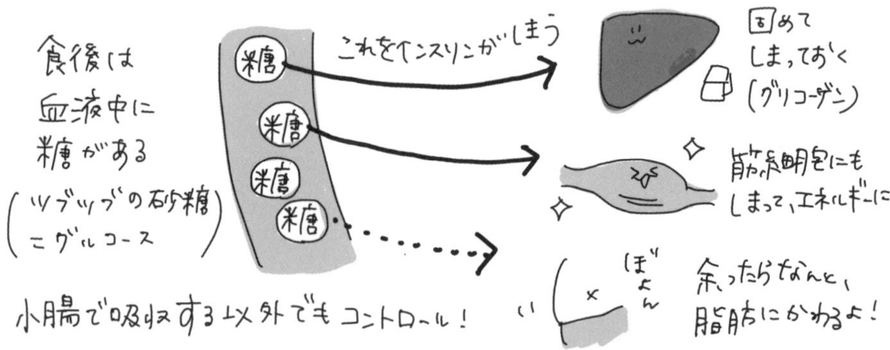

妊娠中は? **インスリン抵抗性↑** 詳しくはテーマ43のGDMでも!

効きにくさ、つまり糖がしまいにくくなるよ!!

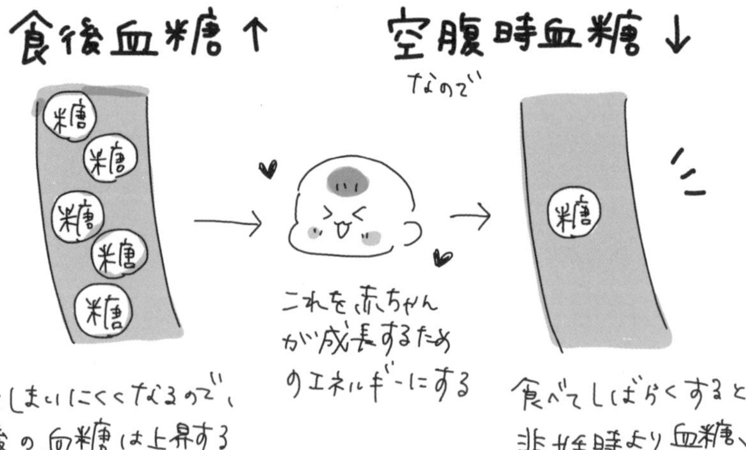

テーマ15 SLEと助産

Ⅲ型アレルギーとは？

抗原

倒そうとして抗体がIgGとかIgMくっつく！

助けようとして補体がくっつく！

この免疫複合体がたくさん出来て、体の色々な所で炎症を起こす！

S systemic 全身が
L lupus 狼にかまれたように
E erythematos 発疹ができる

つまり全身が炎症するよ！って病気なんですぶく

なので抗炎症作用のあるステロイドを使用するよ！

「止める」って意味！

は胎児への影響は少ない！

細胞の中の核に反応する抗体を**抗核抗体**といい、SLEでは抗ds-DNA抗体IgG，抗Sm抗体，**抗SS-A抗体**などがある。IgGなので胎盤を通過し、新生児に影響が！

"動画チェック"

新生児ループス 一過性、6カ月頃には改善 紅斑や血小板減少など生じる

房室ブロック 不可逆性（元に戻らない）

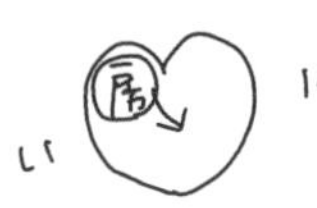

心臓のリズムをとっている房室がブロックされるため、ほとんどがペースメーカーの植え込みが必要になる！ただし1％くらいの確率

他にも…

血栓リスク 抗核抗体は血栓ができやすく（ピル禁止）妊娠中は胎盤に血栓ができて**不育症**リスクも！

SLE：systemic lupus erythematosus（全身性エリテマトーデス）

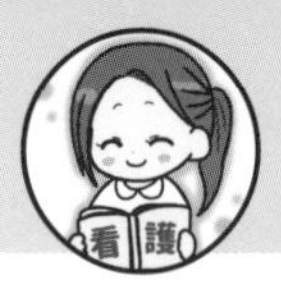

看護師国家試験の必勝法

看護師国家試験は必修・一般と状況で構成されています。このうち必修は基礎看護と社会保障がほとんどです。実は必修にはほとんど母性は現れないんです。しかし**状況設定には１番、母性が多いって**知っていましたか？

そして皆さんは看護師国家試験って何で落ちてしまう方が多いと思いますか？実はたくさんの生徒さんを見てきたからこそ伝えられるんですが、必修で落ちる方は少ないんです。というのも必修はみんな最後にかなり追い込んで勉強します。そのため「点数が足りなくて落ちた」という方は実は一般状況の方がよく見かけるんです（必修も落とす方は、一般状況と両方落としている方が多いです）。

その**一般状況の中でも得点配分多く、最も効率よく点数が稼げるのが実は母性看護学**。成人看護学は「脳神経・内分泌・呼吸器・腎泌尿器……」などたくさんのジャンルを押さえてやっと１～２点をとれる分野です。ですが母性は**「妊娠期・分娩期・産褥期・新生児期」の４ジャンルさえ押さえれば得点は取れます**。実は覚えるところがとても少ないんです。

ですが母性の難しいところは「選択肢が全て正解な上で『最も適切なもの』を選ばなくてはいけない」ところ。そのためには根拠から理解することが必要ですが、母性は倫理的に治験が難しいジャンル。「母体にどのような影響があるのかわかっていない上で、禁止だけしている」ということも多いんです。ここが「難しい！」「根拠がなきゃ覚えられない！」という学生さんが非常に多い印象を受けます。そのため苦手意識を持つ方も多く、最後まで母性の苦手意識を克服できずに看護師国家試験を落としてしまう方が非常に多いです。

ですがもう大丈夫です！　この本は母性分野でいつも全国TOPだった私が「ここまでの根拠は必要」というところをぎゅっと詰め込みました！逆にこの本に書いてある根拠以外は調べないことを推奨します（調べても出てこないことが多く、理解もしづらくパニックになるからです）。**他のジャンルよりも効率的に点数をとれるので、まずはこの本で母性を完璧にしてください！**　そこでグッと全体の点数をあげてから他のジャンルを勉強することをおすすめします。**必修の点数をあげたい方は基礎看護と社会保障、一般状況をさらにあげたい方は精神看護**から取り組むのがおすすめです（得点配分が高いため）。皆さんの国試勉強が少しでも負担が減るよう、心から願っています。

第3章

女性生殖器

産婦人科の中でも、特に助産師は苦手意識が高い「婦人科」です。国試に出るのはもちろんですが、基本的に「産科単科」の診療科はほぼありません。ほとんどの病院が「産婦人科」ですので就職後にも必要になる知識です。

看護の方では状況設定に婦人科がんが入ってくることもあります（6点分あります）。特に子宮頸がんはワクチンで予防することができ、検診さえ受けていれば、ほぼがん化することはありません。未然に防ぐことができる、医療者としてはかかる人を見ると悔しいがんになります。日本全体が予防医療に力を入れていることもあり、最近試験にも出やすくなっています。

テーマ
16 女性生殖器の解剖

直腸
膀胱
子宮
骨盤底筋

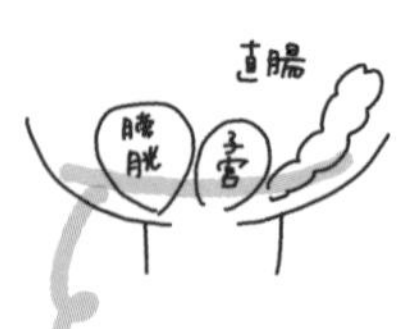

子宮は膀胱と直腸にはさまれている！

尿が100mLたまると子宮底（長さ）**1cm↑**

便が溜まっても子宮が大きくなって収縮しにくくなる（分娩遅延や産後弛緩出血のリスク）

尿管は大きくなってきた子宮で拡張する！
3.4cm → 8.9cmに！ 尿が停滞しやすく、**尿路感染リスク**があるよ！

分娩の時に
尿カテめっちゃ
入れるよね！

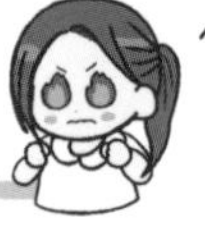

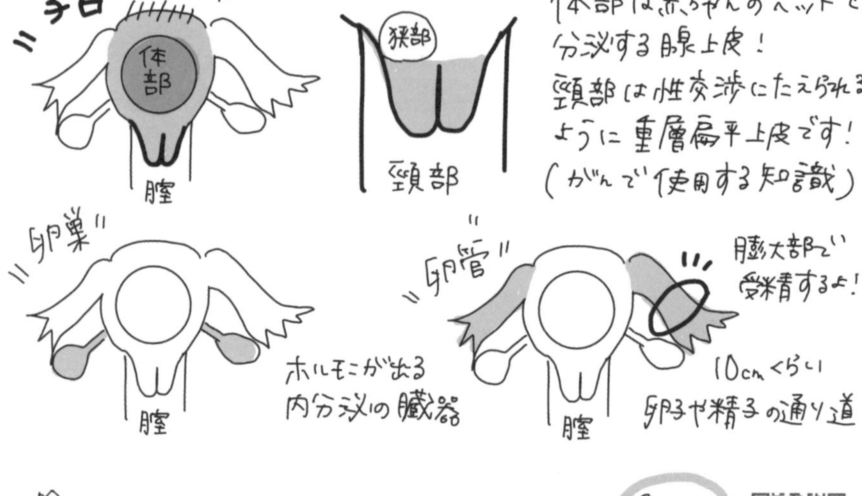

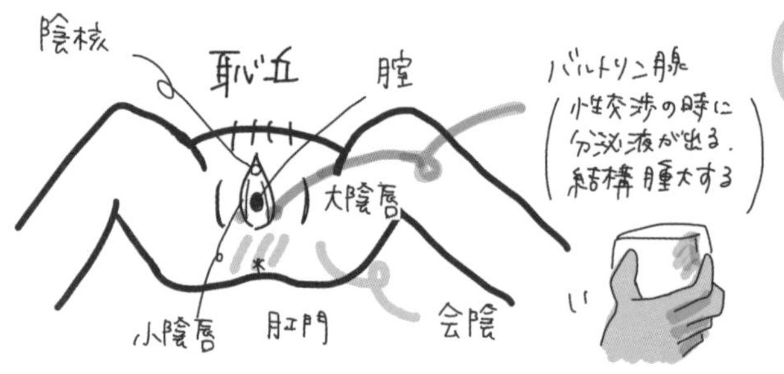

動画もチェック

助産では
右手で肛門保護
→分娩進むと
会陰保護をしていく

テーマ
17 子宮奇形

胎児期は皆ベースが女の子♡

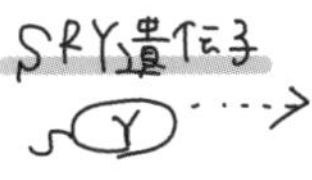

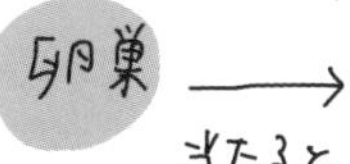

当たると → 精巣 へ変化するよ！

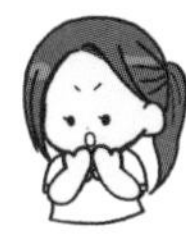

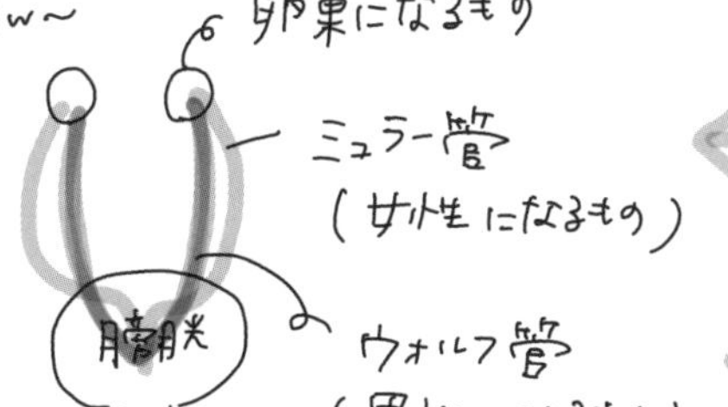

不妊で検査

AMH（アンチ）というホルモンがミュラー管をなくし、男性器ができていく！

卵巣からでるホルモンが、ウォルフ管を退縮し、女性器を完成させていくよ！

ミュラー管は子宮、卵管、膣上部になるので、この分化が上手く行われないと**子宮奇形（異常）**になっていくよ

① 弓状子宮（問題なし）

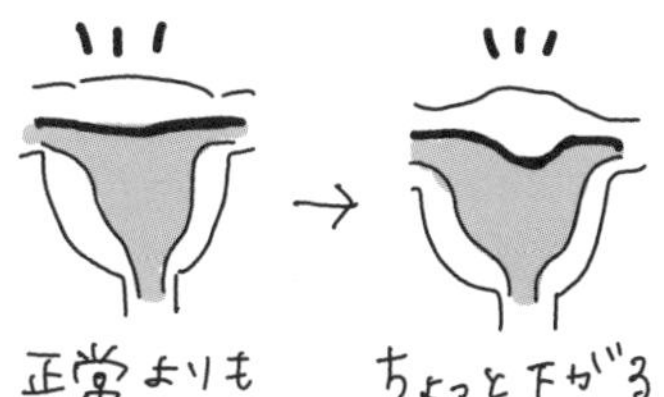

正常よりも ちょっと下がる

② 中隔子宮

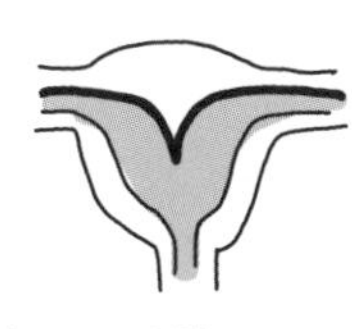

中で分裂してる

狭いところに受精すると…

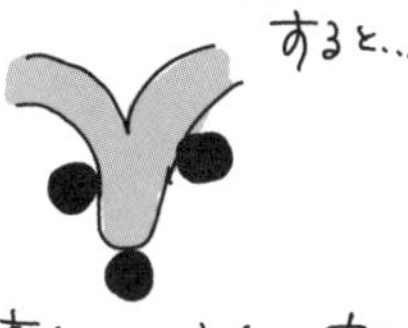

育ちにくかったり中のスペース狭くて早産に！

③ 双角子宮

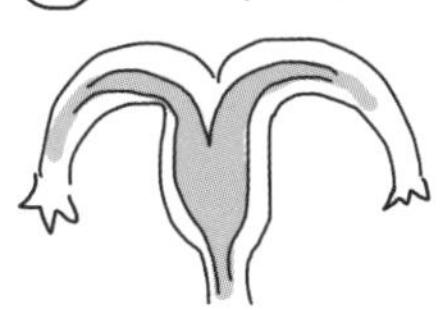

子宮が中で2つに分裂している！

物理的に育つスペースが狭い

流早産リスクがとても高いよ！

他にも重複

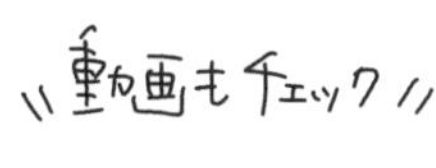

完璧に2つにわかれちゃう

単角など

1つしかない

\\動画もチェック//

AMH：anti – Müllerian hormone（アンチミュラー管ホルモン）

テーマ

18 子宮内膜症

子宮ではなく、**子宮以外**で子宮内膜が増殖する！

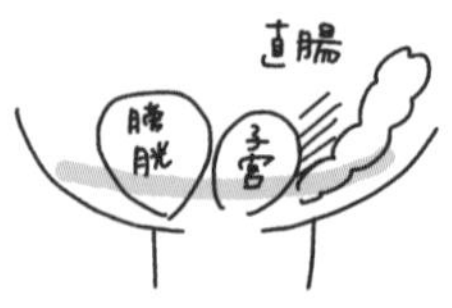

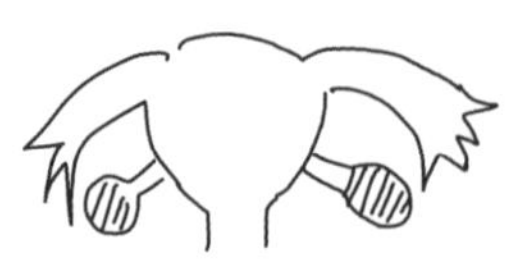

子宮内膜ができて **癒着**してしまうことも！

↓

多いのは**ダグラス窩**（子宮と直腸の間）

もしくは**卵巣**（チョコレート嚢胞）

卵子や精子の通り道を塞いで、**不妊**になることも！

子宮内膜からは痛みの物質**プロスタグランジン**が分泌

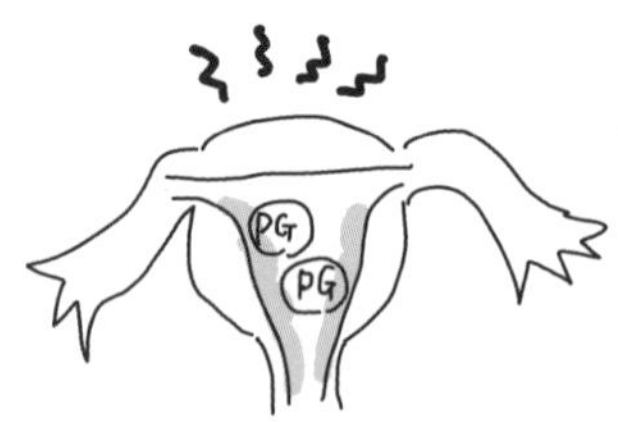

これが子宮以外でも生じるので、痛い！

月経困難症（月経中にお腹痛い）

が生じやすいのが特徴

骨盤内疼痛とも表現！

性交渉などの刺激も痛いよ

治療はピル

ピルは 卵胞ホルモン（エストロゲン）

＋

黄体ホルモン（プロゲステロン）

効かない時は…

→

黄体ホルモン

原因を取り除く

簡単に言うと

卵胞ホルモン：止血の役割

黄体ホルモン：内膜を剥がす

なので飲み始めは2〜3ヶ月

不正出血 → 月経停止になる

ホルモンの量を調整し、子宮内膜が厚くなりすぎないようにしていくよ

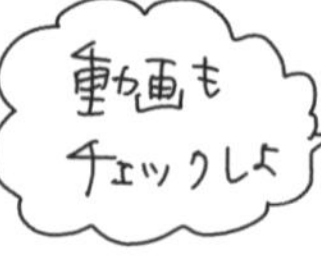

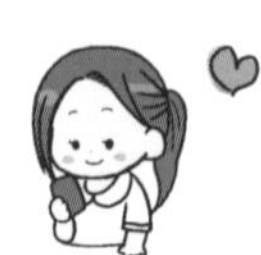

テーマ 19 子宮筋腫

子宮に平滑筋でできている！ でも良性です☺

エストロゲン依存性 なので、月経の回数が多い程なる、

30代以上の女性が多いよ！

エストロゲン依存性
エストロゲンが原因

漿膜下筋腫
子宮内に侵入しにくく、大きくなるまで症状少ない

筋層内筋腫（多い）
粘膜下よりは外側
大きくなると**早産**の原因になる
（胎児を圧迫してしまうため）

粘膜下筋腫（子宮内膜にできる）
不正出血や不妊症の原因になる
（胎児が着床できる場所が減る）

また産後に**弛緩出血**リスクも！
（子宮収縮を妨げて、上手に止血できなくなってしまう）

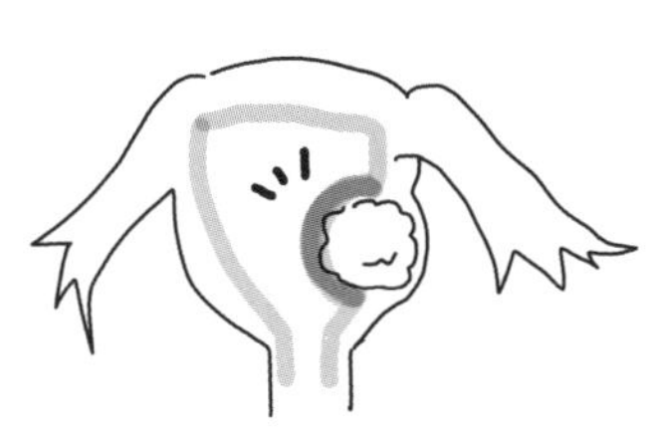

筋腫がある所にも、内膜（赤ちゃんのベッド）が出来る！これが剥がれるのが月経！筋腫がない方よりも内膜が多いので**過多月経**（出血が多い）になりやすいよ！

無症状 → 治療なし！
良性なので経過をみるくらいだよ☺

大きいとOPE（腹腔鏡）とかで取り除くこともある！

でもOPEとかで子宮に傷がつくと…

だからOPE歴あったら

カイザーするよ

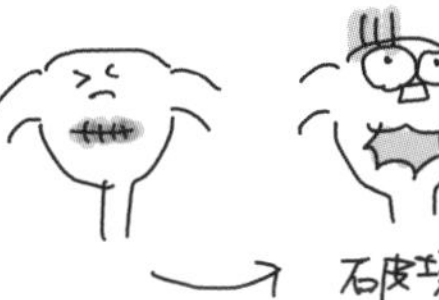

妊娠時 → 破壊リスクが出てしまう！

〃動画チェック〃

テーマ 20 子宮がん（頸がん、体がん）

"子宮がん"と言われたら、子宮頸がんのことだよ☺ こっち!!

体がん

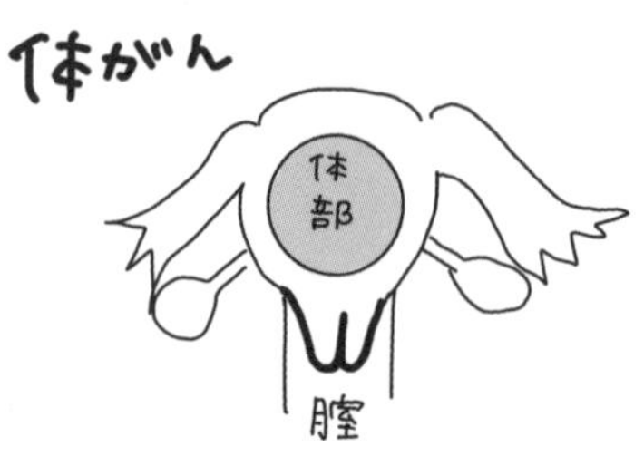

体部は赤ちゃんのベッドを分泌する腺上皮！

なので**体がんは腺がん**

原因は**エストロゲン依存性**（エストロゲンが原因）なので、月経の回数が多い**50-60代**で未経産の人が多い

更に…これ実はがん検診がない😮 たまたまエコーで子宮内膜が厚かったら「検査しようか？」ってなっていくようながんです！

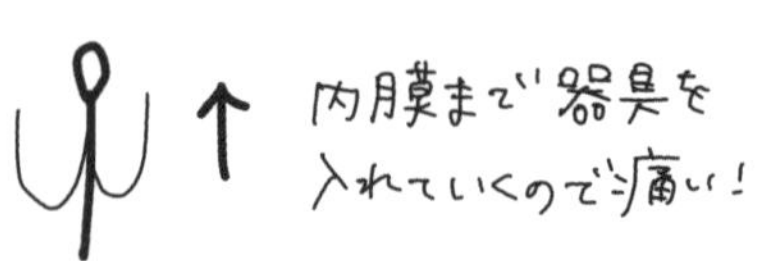

体がんはこちらをチェックしてね😊！

頸がん

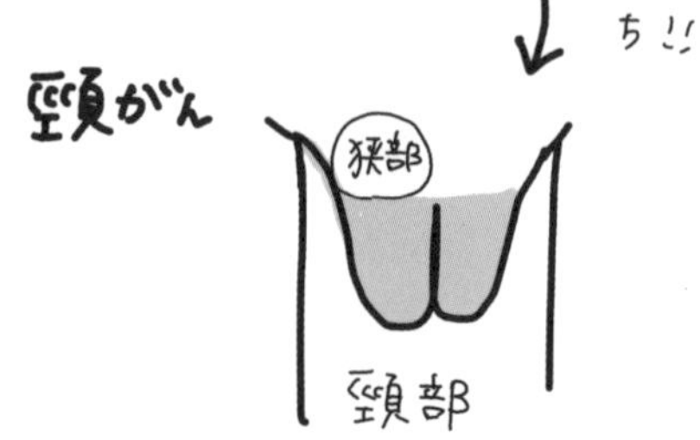

頸部は性交渉にたえられるように重層扁平上皮です！

なので**頸がんは扁平上皮がん**

原因は**HPV（ヒトパピローマウイルス）16、18型**が多い！

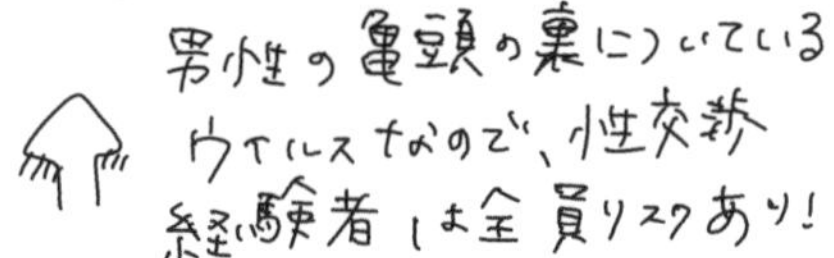

なので性交渉前の中学生の時に**筋注でワクチン**を打つよ！打った型には基本かからない（がん化しない）

20-30代で性交渉→10年かけて育つよ！なので**30-40代が多い**

スメアでベセスダシステムに基づいた分類で検査していく（次P）

頸がんはこちらをチェックしてね☺！

HPV：human papillomavirus（ヒトパピローマウイルス）
NILM：negative for intraepithelial lesion or malignancy（陰性）
ASC-US：atypical squamous ceils of undetemined significance（意義不明な異型扁平上皮細胞）

頸がんは検査さえしてればがんにならない！？

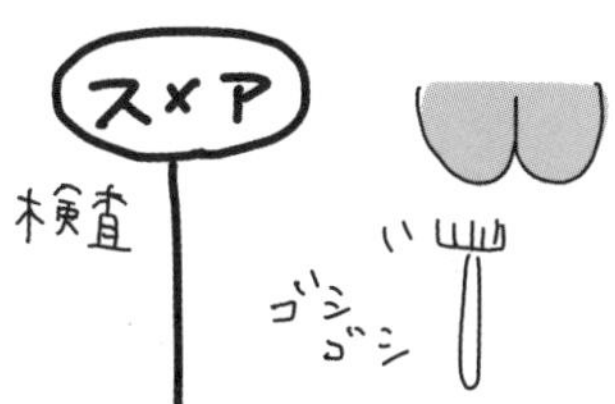

2年に1回 自治体からクーポンが来て安価（もしくは無料）でがん健診できます！ ブラシで入口をこするだけ☺

細胞の異形成度を見ていく！

ベセスダシステム
判定

下にいくほど重症

- **NILM**（ニルム） 正常
- ASC-US（アスカス） ちょっと気になる
- **LSIL**（ローシル） 軽度異形成（コルポ生検）
- **HSIL**（ハイシル） 中〜高度異形成（コルポ生検）

病変拡大

- **SCC** ここまでいって、やっと前がん病変

細胞検査

つまり健診さえしてればがんにならない！？
でも**35%**の人しか受けていない…

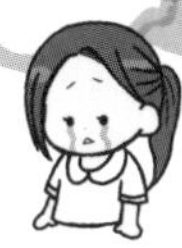

妊娠中は受けるけどね

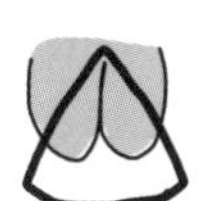

でも…**円錐切除術**で解決！
子宮全摘まではいかない！

※円錐切除した人は出口のしまりが悪いので、**切迫早産**になりやすいので注意してね！

これ以上進行してがんが確定すると…

ⅠAで

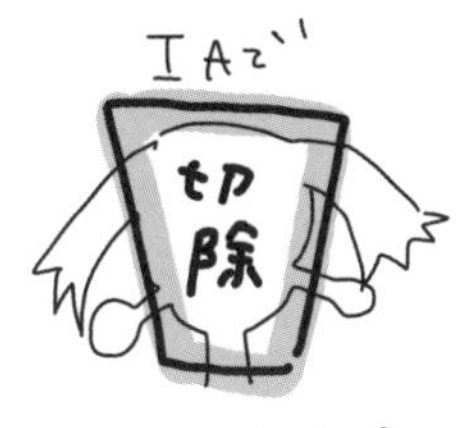

単純子宮全摘

ⅠBで

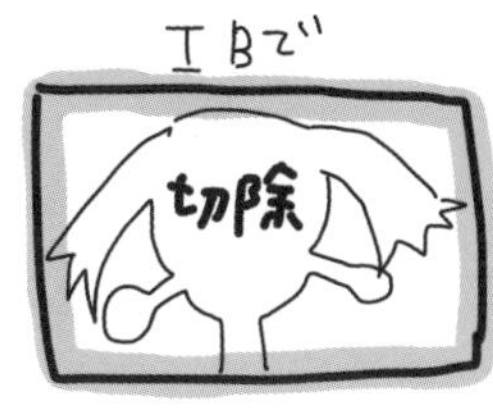

広汎子宮全摘する

膀胱も触っちゃうので、排尿障害になることも！

卵巣とるので、女性ホルモン出ず更年期障害になってしまう！

全摘しても膣は残るので、性交渉は可能だよ◇

LSIL：low grade squamous intraepithelial lesion（軽度異型扁平上皮細胞）
HSIL：high grade squamous intraepithelial lesion（高度異型扁平上皮細胞）
SCC：squamous cell carcinoma（扁平上皮細胞）

テーマ 21 乳がん

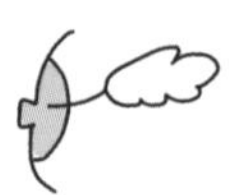

母乳が出来る
乳腺 外分泌に出来る なので **腺がん**

こちらも**エストロゲン依存性**（エストロゲンが原因）なので
未産婦（妊娠中は月経停止してるから）**未授乳婦**（これも
授乳中は月経停止する人が多いから）が多い

エストロゲンをたくさん分泌した30代から増えて**40-50代ピーク**
女性の死亡1位は大腸がんだけど、若い女性では乳がんの
死亡率が圧倒的。**進行がとにかく速いがん**です！

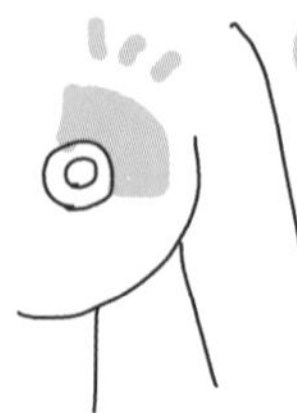

外側上円1/4
に出来やすい！
筋が近くリンパ転移
しやすいよ！

30代〜エコー検査
40代〜マンモ検査
石灰化 見つかりやすい

確定は生検 生きた細胞
みていくよ！

授乳中は胸も張ってて、とにかく見付けづらい〜汗

年1検診でも手遅れになるので**自己検診**がとても大事！

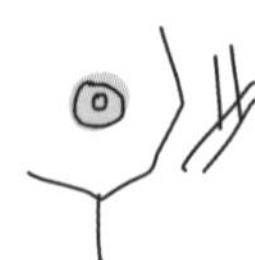

胸が張りやすい
時はNG！
（月経前とか）

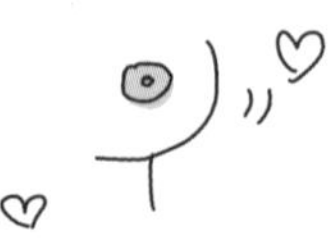

月経7日目
くらいの柔らかい
時に見ていこう

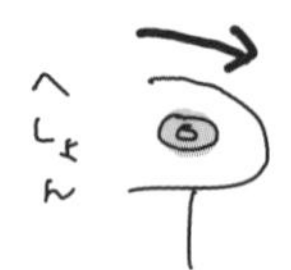

仰向けになると
胸広がるので、
これで触ってみて！

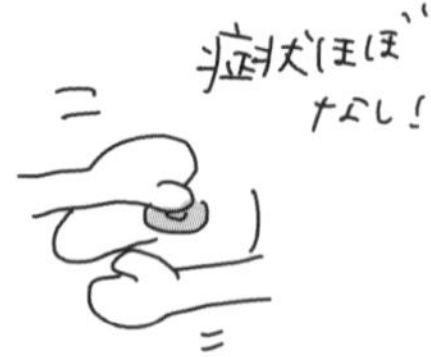

マンモみたいに
胸をはさんでコリコリ
すると分かりやすい

がんの治療は基本opeで切除

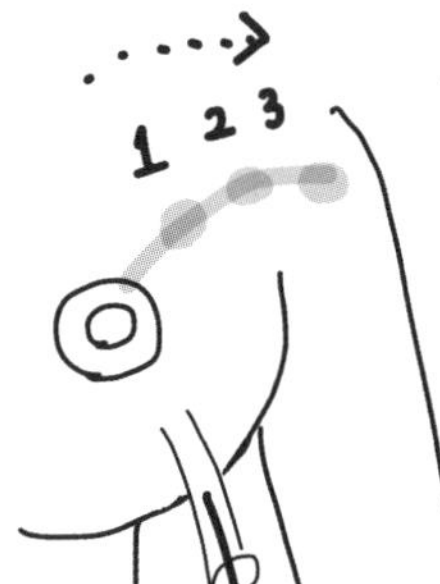

脇にリンパがたくさんあるので、リンパ転移しやすい！
なのでopeの時に**センチネルリンパ生検**する！

例　1のリンパをope中に切除→病理へ
がん転移してたら2も生検！
2に転移してなかったら3は切らない

ドレーンで排液除去

ドレーン入っててもリハする病院もあれば
抜けてからリハするところもあるよ☺

肩関節運動
(壁のぼり運動)

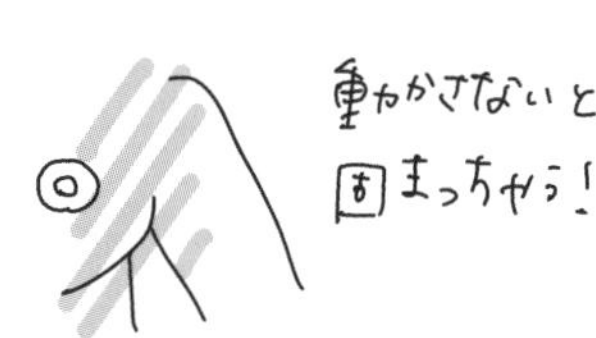

動かさないと
固まっちゃう！

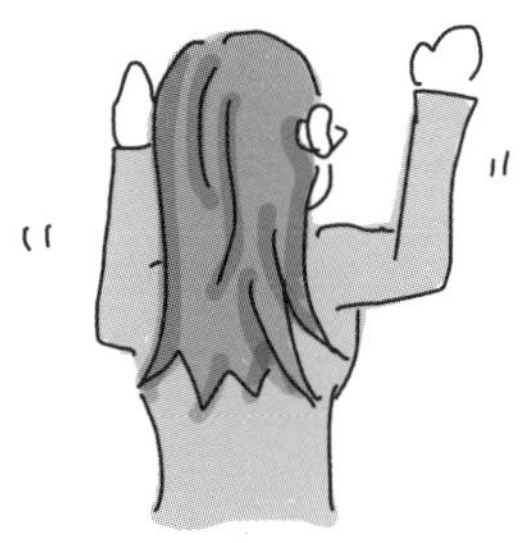

壁をのぼるように動かして、
拘縮を予防していくよ！

体位も大切！

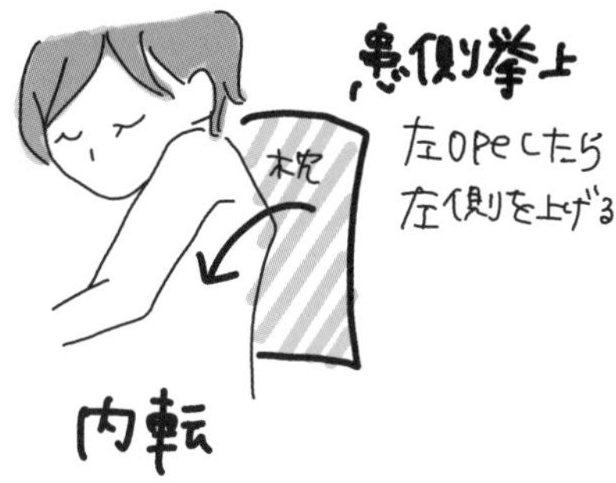

リンパは余った組織液の回収をするところ！そこを切除してしまうので、回収できずに**リンパ浮腫**になってしまうよ！少しでも液体を回収できるように、物理的に体幹に水を集めるような体位をとりましょう！

テーマ 22 妊娠による生殖器の変化

エストロゲンには血管拡張作用がある！

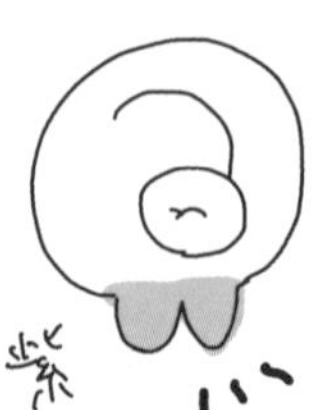

妊娠すると子宮頸部がエストロゲンの影響で
血管増加→柔らかくなる
血管の怒張やうっ滞で**暗紫色**にみえる！
＝**リビド着色**というよ！

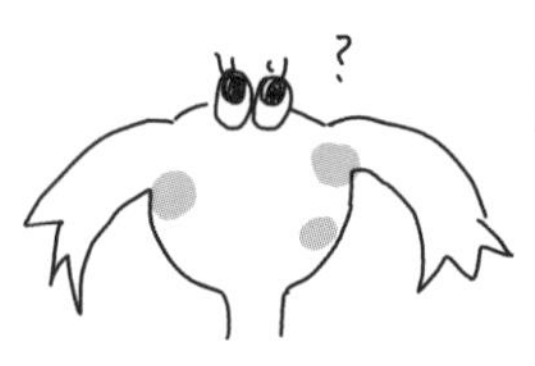

胎児はどこに着床するか分からないよ！

着床した所だけ大きくなっていくよ！（初期）

ピスカチェック徴候

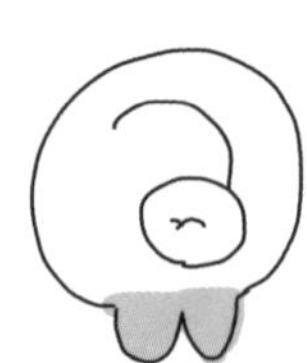

エストロゲン↑と菌が入らないようにフタをするために**帯下↑** → じゅくじゅくするので、**カンジダ**（真菌感染）になりやすいよ

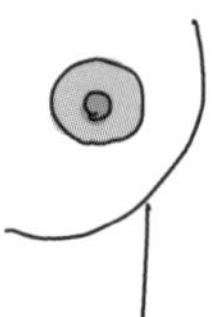

女性ホルモン↑で
メラニン↑で
乳頭が黒ずんでくる

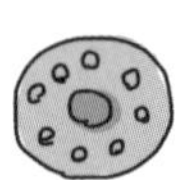

乳房の皮脂分泌↑
モントゴメリー腺が目立つ
天然オイルが出て乳頭保護

エストロゲン↑
プロゲステロン↑で
乳房が大きくなる

この2つがプロラクチンを止めている

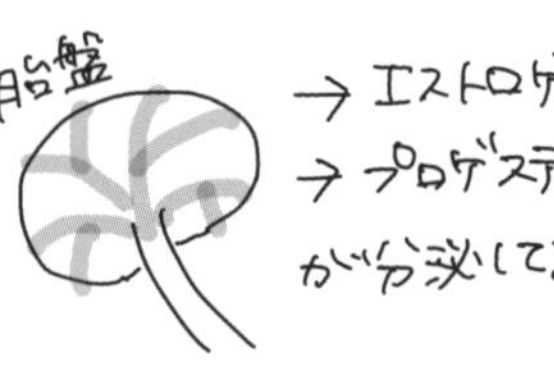

→エストロゲン
→プロゲステロン
が分泌してるから！

なので初乳は胎盤が外れた後に出やすいよ！

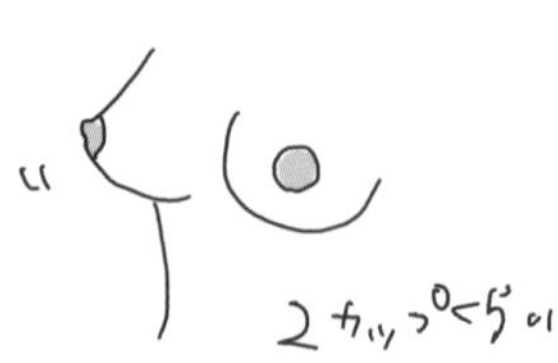

妊娠中に出たら乳首に塗ると殺菌効果も！

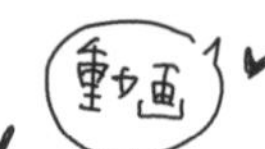

第4章

思春期・更年期

看護では、母性の中で４番目に試験に出やすい分野です。助産の方は不妊の原因で多いものがテーマ24の多嚢胞性卵巣症候群（PCOS：polycystic ovarian syndrome）です。外来では非常によく見ますし、不妊治療の際に危険も伴うのがPCOSです。産婦人科分野は成人の方が多いので非常に患者さんがしっかりしていますし、不安が大きい分すごく調べて来院されます。その時にエビデンスを含めた説明をすることで患者さんの安心に繋がります。PCOSや月経前症候群（PMS：premenstrual syndrome）の治療にピルも使われますので、薬理から知って説明できるようにならなければいけません。

また高齢出産も増えた分、子育て・更年期・介護の問題が重なる「トリプル・ケア」なども問題になっています。こちらも患者数が増加し試験の出題が増えていますのでしっかり学習しましょう。

テーマ
23 月経の異常

月経は「1」から数えよう！ ＜ 妊娠は0〜です！

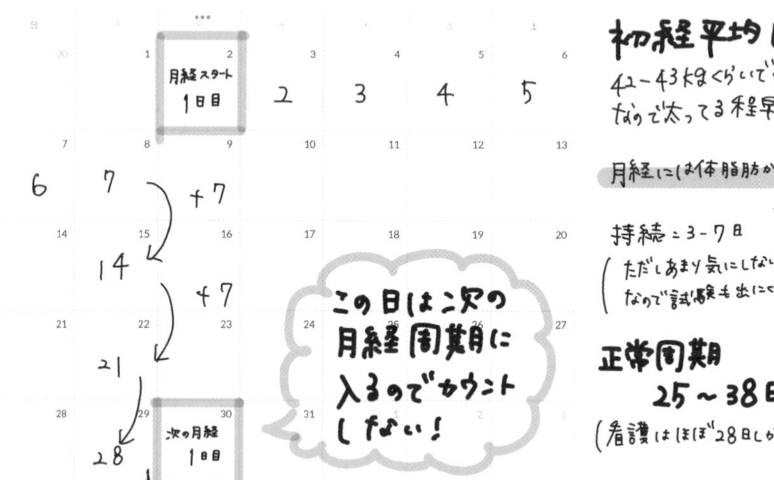

初経平均12才
42〜43kgくらいでくるよ！
なので太ってる程早い!!

月経には体脂肪が必要です

持続：3-7日
（ただしあまり気にしない なので試験も出にくい）

正常周期
25〜38日
（看護はほぼ28日しか出ない）

主に3つが試験出る

25日より早いのが"頻発"月経

① 卵胞期が短いパターン
→そんなに問題にならない

② 黄体期が短いパターン
ホルモン異常がある
子宮内膜の成熟が不十分なので、不妊や流産につながりやすい

③ 無排卵（多い）
成人でも卵巣がお休みすることがある！
思春期
更年期 } 生理的無排卵
ホルモンが不安定なので、正常です

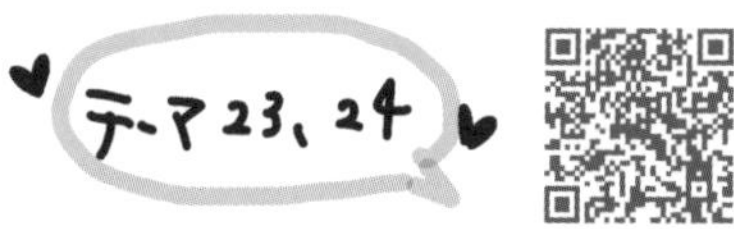

39日〜3ヵ月が稀発月経

① 視床下部性（頻出）
ストレス（体重減少含む）では、ストレスホルモンのコルチゾル（副腎皮質ホルモン）が出るよ！その上位ホルモンのACTH（副腎皮質刺激ホルモン）がGnRh（性腺刺激ホルモン）を止めちゃうよ

② 多嚢胞性卵巣症候群（次のテーマ）

③ シーハン症候群：分娩時の大量出血でホルモン異常になる

ちなみに…3ヵ月を超えると子宮萎縮して妊娠しにくくなるよ

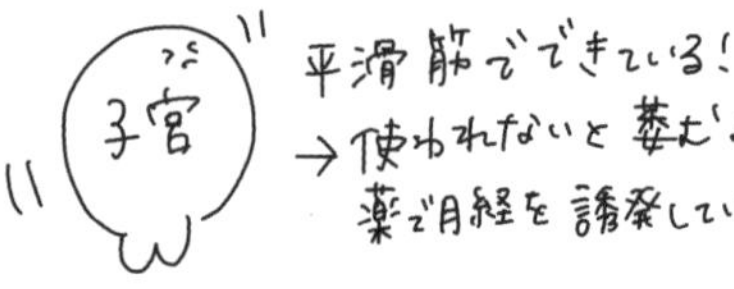

ACTH：adrenocorticotropic hormone（副腎皮質刺激ホルモン）

3ヵ月以上月経が止まると"無月経"

①原発性（1回もきたことがない）
18才までに来ないと診断
ターナー症候群が多い!!
ホルモン注射必要!!

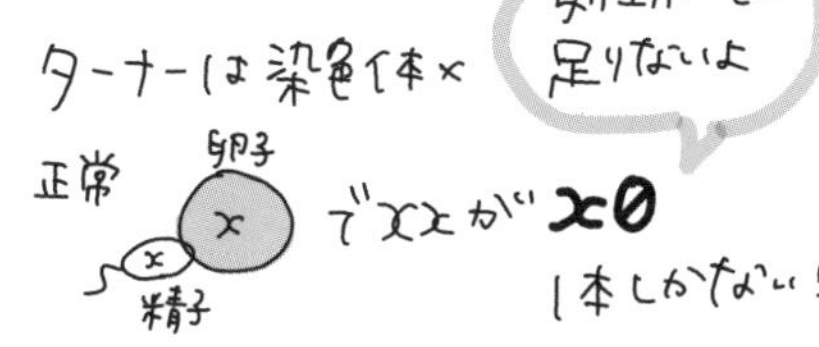

②続発性（月経あったのになくなった）
原因は稀発と一緒!!　稀発→無月経になっただけ!

そしてこの2つは違いを押さえて!

（卵胞期スタート）
卵胞期 ⟶ 黄体期 14日 ⟶ **月経** ⟶

PMS
PMDD　月経**前**症候群　月経困難症

月経前症候群は月経前の気分不快や頭痛、腹痛、便秘下痢などの体調不良のこと! エストロゲンとプロゲステロンのホルモンバランスの崩れで起こるよ! **月経が起こると止まる!**

月経困難症は**月経中**に生じる! 内膜から出る痛みの物質**プロスタグランジン**が原因です!

PG
痛い宮

PG→子宮収縮させる（規則的）
血管も攣縮させて、届く血液減る!
なので**温める**◎ 血液届きやすい
カフェイン× 血管収縮する
&チョコレートも!

思春期はピル使えないので、NSAIDsを処方することも多いよ!

PMS：premenstrual syndrome（月経前症候群）
PMDD：premenstrual dysphoric disorder（月経前不快気分障害）
PG：prostaglandin（プロスタグランジン）

テーマ 24 多嚢胞性卵巣症候群（PCOS）

PCOS（ピーコス）不妊の原因にとっても多い!!

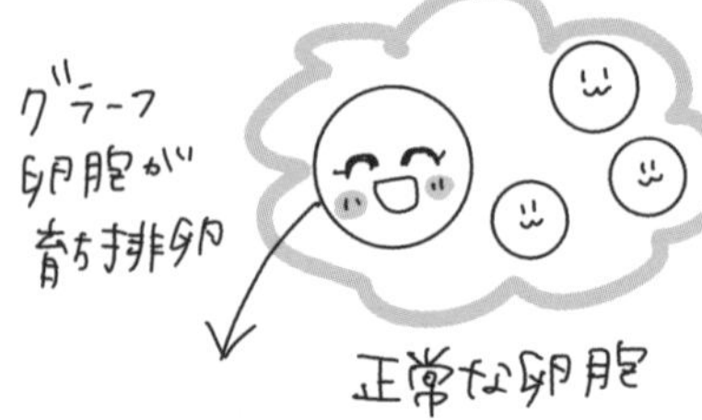

①

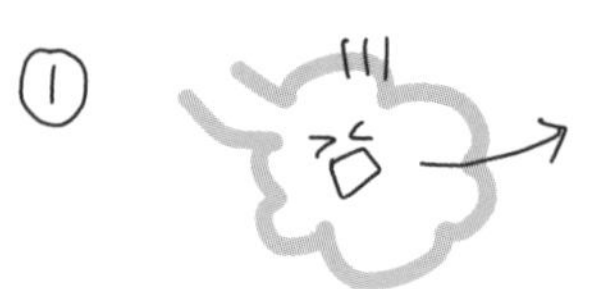

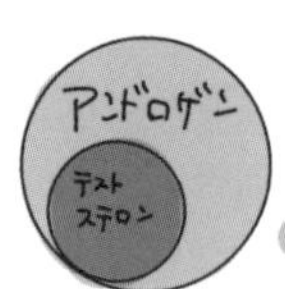

アンドロゲンは男性ホルモンの総称

テストステロン↑↑

男性ホルモンは卵胞の発育を抑制
卵巣の外側の膜を厚くして、排卵を妨げるよ！

不妊の原因に！

でも排卵誘発すればOK！

② それによりGnRh分泌異常

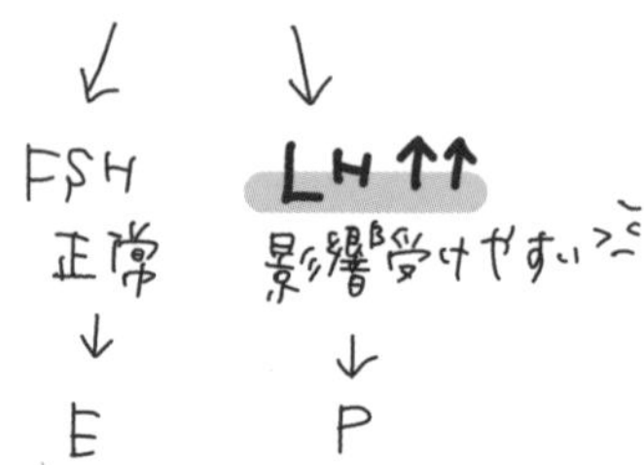

稀発月経になりやすい

③ インスリン抵抗性↑

効きにくさのこと

これをカバーしようと、インスリンが過剰に分泌をしてしまう 🔁 でもインスリンにはアンドロゲン産生を促進する働きもある！

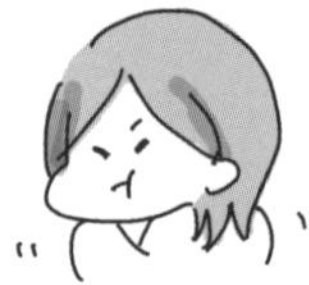

つまり太りやすいし太ったら更に悪化しやすい（インスリン抵抗が更に上昇）

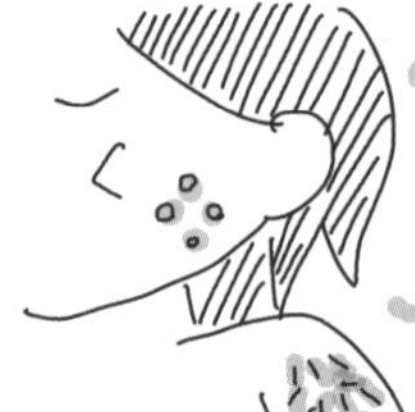

男性ホルモンが多いので痤瘡（ニキビ）や多毛にもなりやすい！ピルでホルモンを整えていくよ!!（特に第4世代がおすすめ）検索してね！

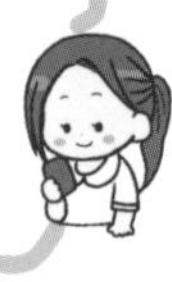

PCOS：polycystic ovary syndrome（多嚢胞性卵巣症候群）

思春期

8〜9才からスタート

GnRh↑
FSH↑

遅れて E↑ エストロゲン
LH↑
P↑

閉じる!!

骨の端にある骨端線 ここにGH(成長ホルモン)が当たると、骨が伸びて身長伸びていく!

エストロゲンでこの骨端線とじるので、身長が伸びなくなっちゃう(ピルNG)

なので 身長ピーク(初経1年前) → 初経12才 エストロゲン↑ → 15〜17才くらいに身長とまっていく

ちなみに卵胞は…(赤ちゃんになる胎児の元です)

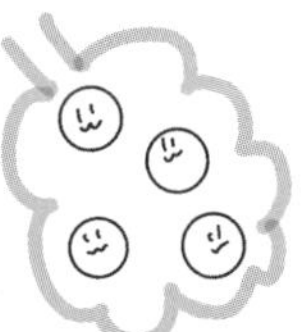

1回の月経で1000コは消えるよ!

胎生期	700万個
出生時	200万個
思春期	30万個
20代	10万個
30代	2〜3万個
閉経	1,000個

どんどん減るよ! 妊娠に適しているのは23〜24才くらい!

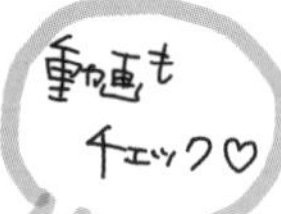

順番はよく聞かれる ☺

女性は入院で脇に整理
乳房→陰毛→腋毛→月経

男性の整形、言い訳
精巣→陰茎→陰毛→腋毛

ここは暗記とゴロでOKです!

男の子は10才くらいから思春期スタート

この頃に**心理的離乳**(親離れ)も起こってくるよ!!

テーマ 26 更年期とエストロゲンの作用

ホルモンバランスが崩れる、閉経前後5年（トータル10年）

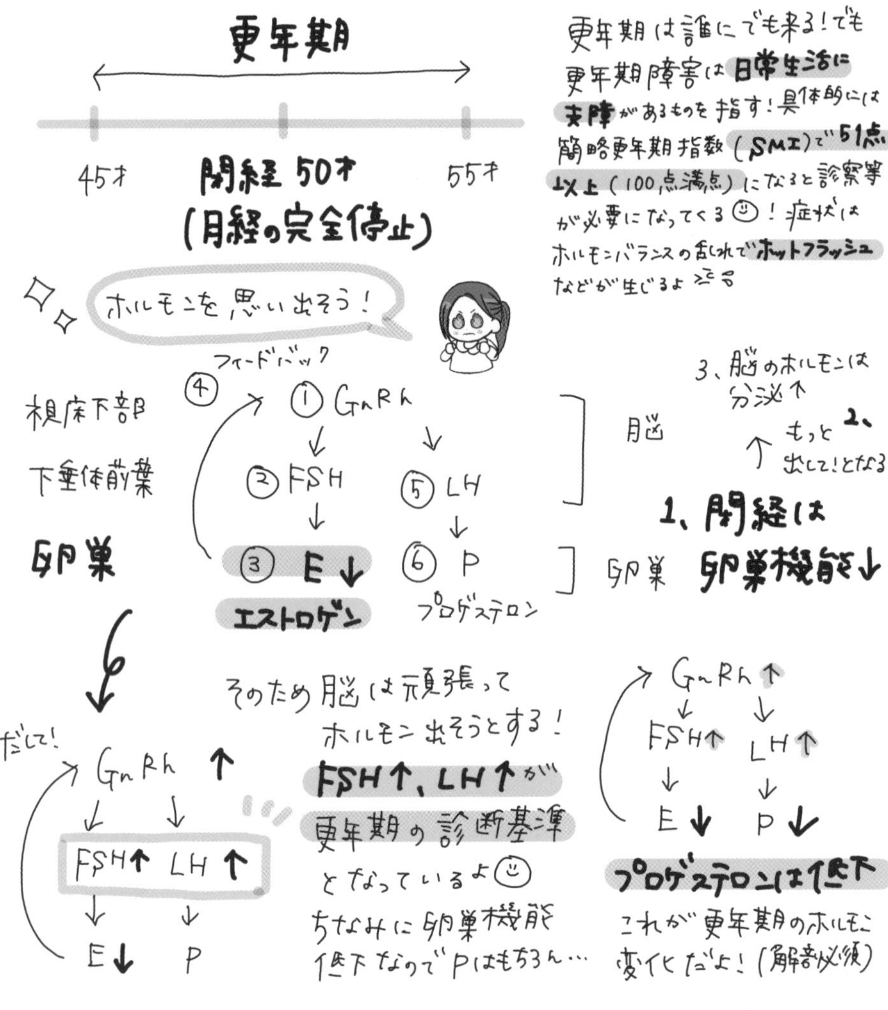

ホルモンが原因なので、治療はホルモンの補充！（HRTというよ）

エストロゲンを補充する だけどそれだけだと"エストロゲン依存性"のがんになりやすくなっちゃう!! 子宮体がん!!

だから エストロゲン＋プロゲステロン補充

子宮ある人はEもPも！

SMI：simplified menopausal index（簡略更年期指数）
HRT：hormone replacement therapy（ホルモン補充療法）

他には乳がんもエストロゲン依存！なのでHRTは禁忌！

エストロゲンの作用 も見ていきましょう☺♥

肝臓
LDL-C（悪玉コレステロール）↓
HDL-C（善玉コレステロール）↑
} 更年期にはエストロゲンが低下して**脂質異常症**になりやすい

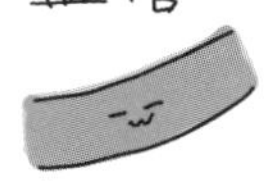

血管
抗動脈硬化
止める
凝固能↑
）更年期には動脈硬化→心疾患などになりやすい
ピルや妊娠でDVTリスクあり

骨
骨端線閉鎖：月経で身長停止
骨量の維持：更年期に**骨粗鬆症**になる原因

皮膚
皮脂腺の分泌抑制
コラーゲンの合成促進
} 低下でざ瘡（ニキビ）やしわ**萎縮性腟炎**など

腟
グリコーゲン↑→デーデルライン桿菌を作って、腟内の自浄作用を保っている！　更年期では腟炎やカンジダが生じやすい

これも押さえて！**骨盤臓器脱**

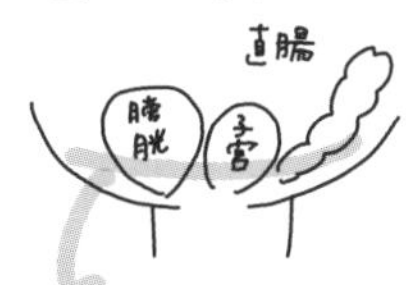

骨盤内の臓器は筋肉が支えているよ！

・多産（産む時ゆるむ）
・高齢（筋力低下）

でゆるんで、特に**子宮脱**が起きやすい

腟内に落ちる

治療は骨盤底筋訓練や
きゅっ　お尻の穴を閉めるイメージです♥

ペッサリー挿入

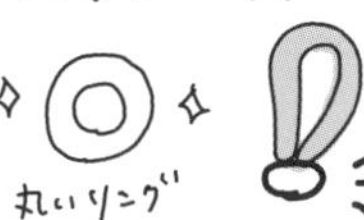

子宮を受け止めるよ！

動画もチェックしてね♥

LDL-C：low-density lipoprotein cholesterol（低比重リポタンパク質コレステロール）
HDL-C：high-density lipoprotein cholesterol（高比重リポタンパク質コレステロール）
DVT：深部静脈血栓症（deep vein thrombosis）

テーマ 27 ピル

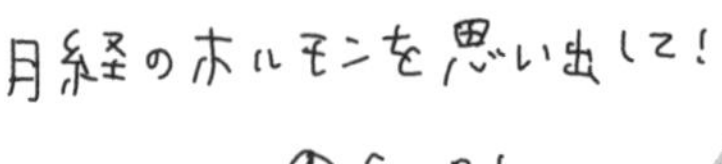

①GnRh
②FSH → ③E エストロゲン
⑤LH（×）↓ → ⑥P↑ プロゲステロン
④正のフィードバック

LHは排卵のホルモンなので
排卵が抑制されるよ! 3

足りてるのでLH分泌↓ 2

↑すると

ピルはここを補充 1

エストロゲンが血を固める作用があるので、少量のエストロゲンも補充しているよ

なのでピルは血栓リスクあり!!

35才以上の喫煙者は血栓できやすいので禁忌

2〜3カ月でホルモン整えるのでPMSとかに効くよ!

パール指数（女性100人いたら、何人が妊娠するか）

低 ↓ 多		
	不妊手術	0.2〜0.5
	IUS	0.2
	ピル	**0.2**
	コンドーム	2〜18

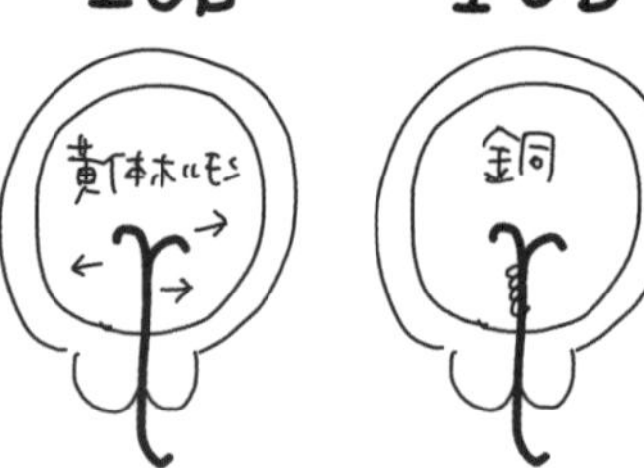

IUSは子宮内膜を薄くして、受精卵が着床しないようになる!

IUDも子宮内の環境を変化させるので着床しづらくするよ!

物理的に器具も邪魔なので、着床しづらいよ!

IUS：intra uterine system（子宮内黄体ホルモン放出システム、避妊用具）
IUD：intrauterine device（子宮内避妊用具）

第5章

不妊とSTD

不妊は現在7組に1組が抱えている深刻な問題で、近年保険適応になったことはご存知の方が多いかなと思います。実際統計をとると保険適応になってから35歳以上の妊娠・出産は増加の一途をたどっています。

ですが、不妊治療の過程でも身体への負荷は大きく、妊娠・分娩に至っては母体の命の危険も大きくなるのが高齢出産です。「他にも出産している人がいるから大丈夫」ではすまないのです。身体的な問題だけではなく、不妊治療は社会人生活もSTOPさせなければいけないほど頻繁に通院が必要で、社会的・経済的にも大きな問題があるのです。

不妊となる原因に性感染症（STD：sexually transmitted diseases）も含まれますので、不妊と併せて理解していきましょう。

テーマ
28 性感染症（STD）

STDもSTIも同じ意味です ☺

圧倒的に多いのが
クラミジア
（男女共に）
でもほぼ無症状 ><
帯下が増えるくらい…

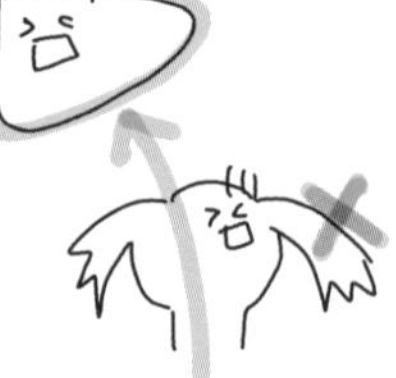

進行すると上行感染（上に昇る）して**肝周囲炎**や**下腹部痛**を生じることもある 😮

あと卵管が癒着して精子や受精卵が通れずに**不妊の原因**にもなるよ！

→ 児には結膜炎のリスク！ なので出生後に**抗菌薬を点眼**するよ！

唯一患者数が男＞女なのが**淋菌!!**

なぜなら**男性の症状が重い！**
｛尿道炎
排尿痛
排膿

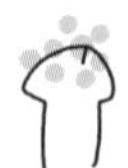

黄色い膿が出たりめっちゃ痛いよ！

女性はクラミジアとほぼ一緒！
ただし治療が点滴となります ><
そして上行感染して卵管を癒着するので、もちろん**不妊の原因**になる

尖圭コンジローマ
とがってる無痛のイボ
本当にできるよ!!
治療が**イモキミドクリーム**

⟷ 対して

梅毒（1期〜4期まである）
覚える所は尖圭と比較して
扁平コンジローマ とんがってない平らなイボができるよ >< 他にも淡い赤色の
バラ疹が手の平、足の裏、体にできる！

原因は梅毒トレポネーマという細菌！ なので**ペニシリン**という抗菌薬を使っていくよ ☺

腟トリコモナス
原虫

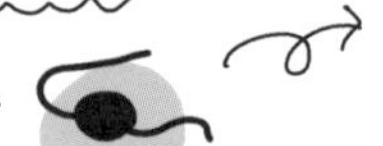

→ 腟の粘膜を攻撃しちゃう 😮
↓
腟の粘膜が赤くなる！
点状出血をする！

原虫なので顕微鏡検査
帯下が黄色漿液性で
膿い！しかも**泡沫状で**
悪臭がするのが特徴 ><

動画もチェックしてね！ ♥

STD：sexually transmitted diseases（性感染症）
STI：sexually transmitted infections（性感染症）

テーマ

29 不妊の定義

WHOの定義

12ヵ月以上避妊せず性交渉しても妊娠しない

7組に1組！

↓

原因は主に3つです!!

① 排卵因子
② 卵管因子
③ 男性因子

次のテーマで説明

実は他にも子宮因子や免疫因子、卵管采が卵子をキャッチできないキャッチアップ障害などがあるよ（詳しくはテーマ11②へ）

原発性不妊

1回も妊娠したことがない

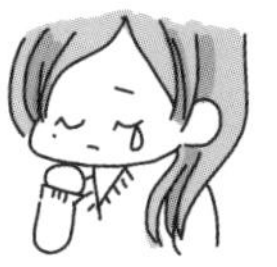

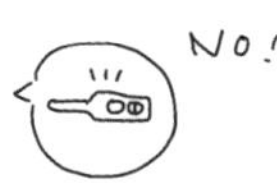

続発性不妊

妊娠歴あり、2人目不妊

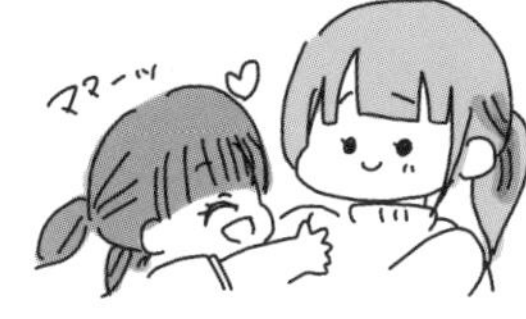

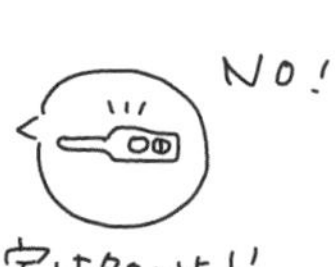

実は多いよ!!

不育症

妊娠はできるけど、胎児が育たない

3回以上で習慣流産

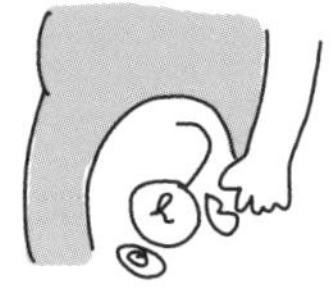

PS（プロテインS）やPC（プロテインC）が欠乏
→血栓のできやすい体質
→胎盤に血栓できて育たない

男女比は

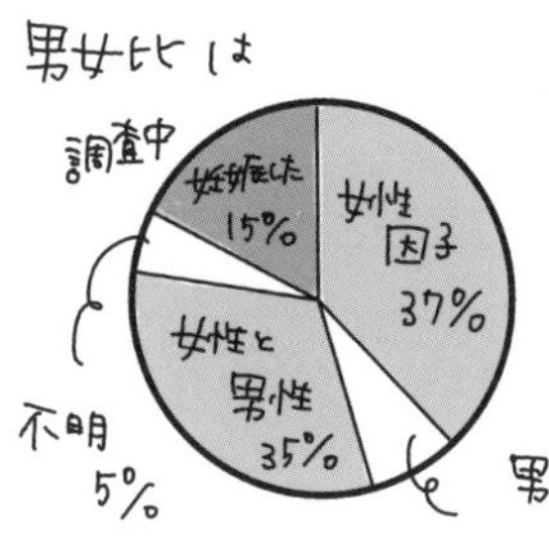

女性が多め〜☆ 殆ど排卵因子（PCOSなど）

この2つがTOP2（不妊原因）

でも実は卵管因子も多い！現場ではクラミジアの癒着をよく見ます！無症状でも定期検査がオススメです!!

動画もチェックしてね

PC：protein C（プロテインC）

テーマ30 排卵因子、卵管因子、男性因子

① 排卵因子　1番多くて、ホルモンが必要だ〜!

月経のホルモンを思い出そう!

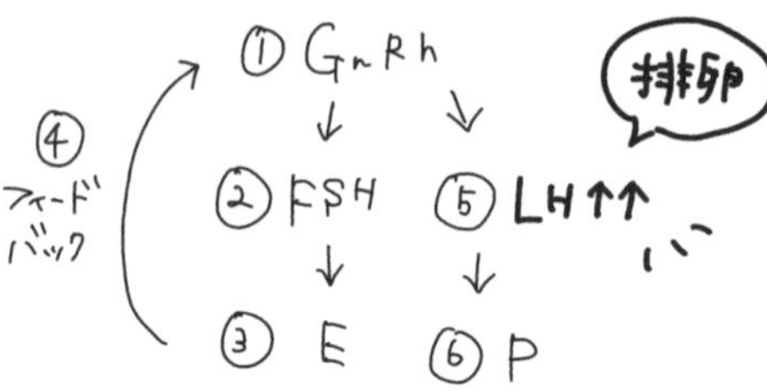

この順番で出るので、1つでも上手くいかないと排卵できないよ

・PCOS(テーマ24)
・高プロラクチン血症など

プロラクチンはドパミンを活性化
ドパミンは①のGnRhを低下させる!

まず検査はBBT(基礎体温)

★プロゲステロンは体温上昇の役割があるよ!★

基礎体温(BBT)
排卵 ↓　PでBT↑
平熱
低温　高温相

ホルモン
BBTを見るとHが分かる!
Pが出てる→じゃあLHも出てる
じゃあEも出てる→じゃあFSHも出てる

ちなみにエストロゲン分泌↑で排卵時に体温下がるよ!

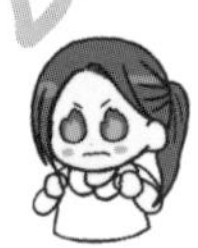

他にもホルモン検査(採血)　その他エコーで卵胞チェック等

∴月経(卵胞期) ⟶ 排卵 ⟶ 黄体期

この時期じゃないと色んなホルモン出ちゃってる〜
なので月経5〜7日目に採血

治療は内服はクロミフェン(抗エストロゲン作用)

① エストロゲンを低下!
② エストロゲン出さなきゃ!と上のホルモンが頑張る

GnRh↑
↓　↓
FSH↑　LH↑
↓　↓
E↓　P

FSH↑によって、卵胞がたくさん作られる
普段1個
→ 1〜5個育つ
育ってから採卵する

動画もチェック!

他にもゴナドトロピン（筋注）があるよ！

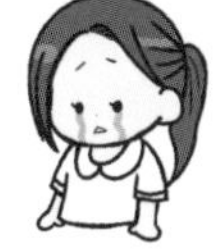

＝ ① GnRh ↑ ここを補充（スタートのところ）

② FSH↑ LH↑

③ E↑ P↑

下のホルモンも出るようになる！
週3で通院必要だったりする

② 卵管因子（左右どちらかあれば妊娠可能！）

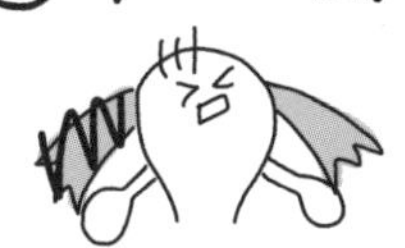

テーマ28のSTD、クラゴノ（クラミジアと淋菌）
が多くて、癒着→通過障害になりやすいよ！

検査

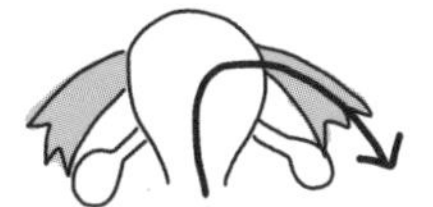

アレルギー注意!!

造影剤を入れて白くし、X線で確認

炭酸ガスを入れる通気検査
水（生食）を入れる通水検査
カメラを入れてチェックする子宮鏡検査

治療は腹腔鏡手術など！くっついているのを剥がすよ！

③ 男性因子

基準
- 精液 1.4ml
- 濃度 1,600万/ml
- 数 3,900万
- 運動率 42%
- 正常率 4%

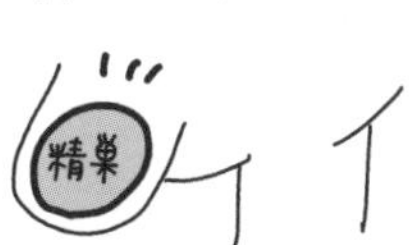

殆ど造精機能障害

男性因子の動画はこちら!!

検査はヒューナーテスト

排卵期に性交渉
→12時間以内に来院

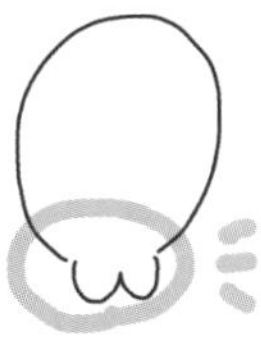

頸管粘液をチェック！

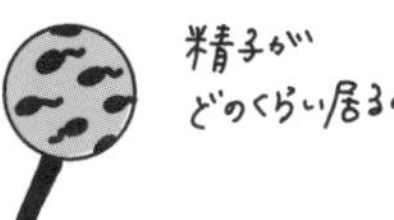

テーマ 31 高齢出産に潜むリスク

35才以上　皆さんご存知のように、増加中!!

45才以上　超高齢です！

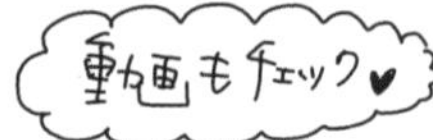

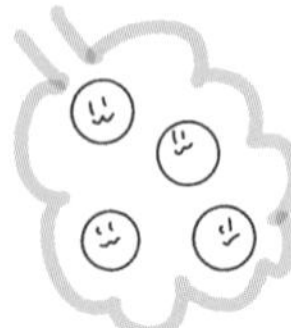

胎生期　700万個
出生時　200万個
思春期　30万個
20代　10万個
30代　2〜3万個
閉経　1,000個

卵胞を思い出してみよう！
どんどん数は減って妊娠しにくくなっちゃうよ

あと大切なのが**卵子の老化！**

減数分裂（卵子や精子で行われていること）

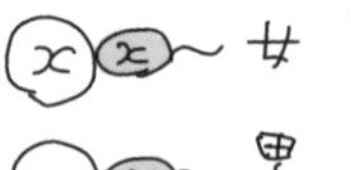

合計**23対46本**でできているよ！

常染色体22対44本　性染色体1対2本

染色体を減らしてく

受精する時にこの形になるように減数分裂して右の形にしておくよ！

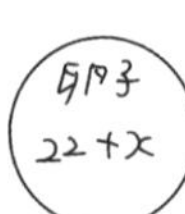

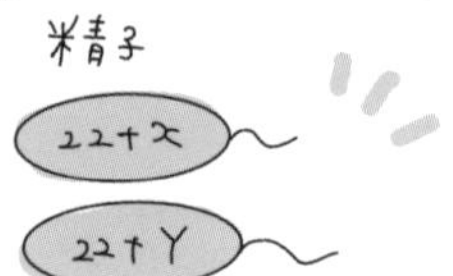

染色体をまずはコピー！　くっついて対合する

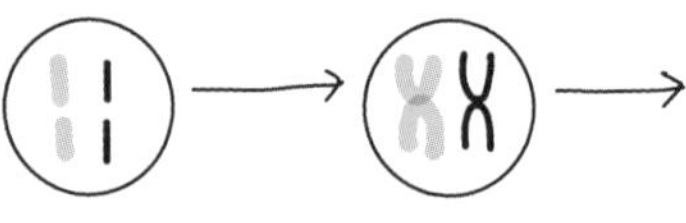

皆パパとママがいて、両方の情報があるので情報交換をするイメージ！

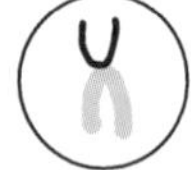

時が経つ毎に老化していきます…

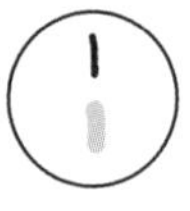

35年以上老化した卵が、上手く分裂できず染色体異常になりやすい…。

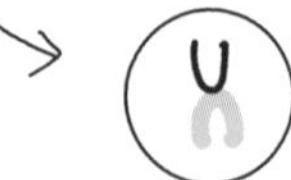

第1分裂（胎生期）このまま卵巣に保存

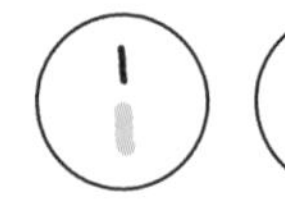

排卵の時にやっと第2分裂するよ！

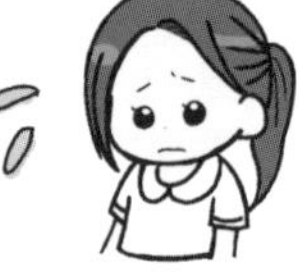

HDP：hypertensive disorders of pregnancy（妊娠高血圧症候群）
FGR：fetal growth restriction（胎児発育不全）

なので不妊になりやすく、染色体異常も生まれやすい！

見た目がどんなに若くても…

人の寿命は元々50才です…。

血管はボロボロ → HDPリスク↑
(妊娠高血圧症候群)

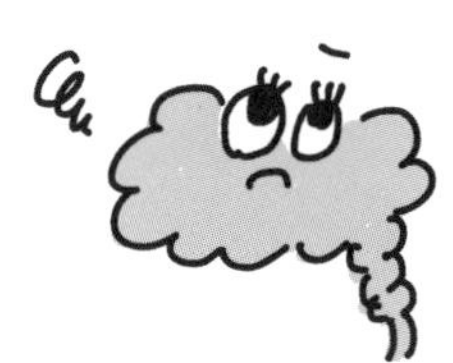

子宮・胎盤に栄養届かず
FGRリスク(胎児発育不全)
NRFSリスク(胎児機能不全)
障害児も生まれやすい

HDPは後述しますが、
分娩中や産後に生じる方
もとっても多いです!!

母乳分泌も低下(循環×)
血栓リスクも高いので注意

ホルモン系も老化しているので GDMリスク↑(妊娠糖尿病)
産後うつも多い(自殺増加中)
エストロゲンにも多く曝露されているので
筋腫も多い！

他にも子宮内の環境が悪く、前置胎盤リスクなどがあるよ！

「高齢出産」というデータ
だけで、ここまでのリスクが
想像できなければいけません！

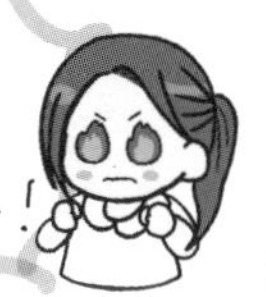

他にも軟産道(膣内)の
コラーゲン不足で分娩遷延、
帝王切開もとっても多いよ!!

痛みにも弱くなりますので、
耐えられず失神する人も…

NRFS：non reassuring fetal status（胎児機能不全）
GDM：gestational diabetes mellitus（妊娠糖尿病）

テーマ
32 生殖補助医療

①人工授精

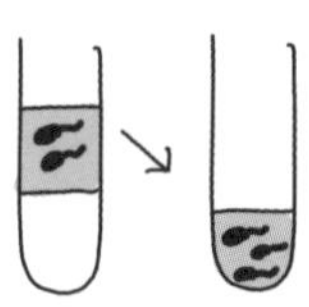

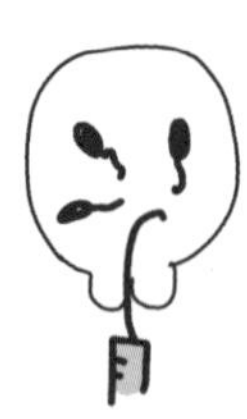

子宮内に入れていく！この時に子宮が傷付くよ〜 傷付いた所に胎盤が癒着しやすい！生殖補助医療を受けた人は**癒着胎盤から出血多量**になりやすいので注意!!

②体外受精 (特に卵管因子の方とか)

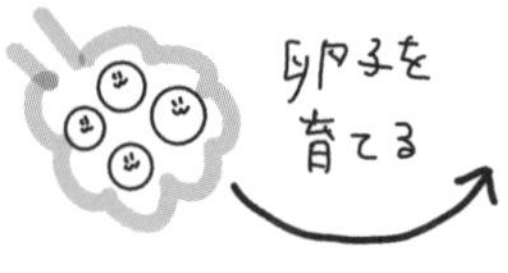

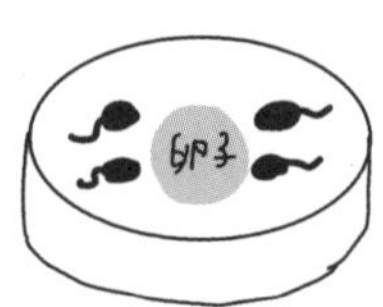

育った卵子をシャーレなどに入れて、受精させる☺

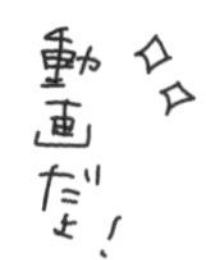

③顕微授精 (特に無精子症とか)

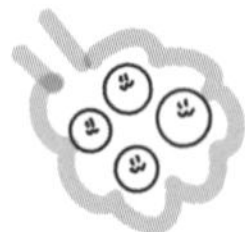

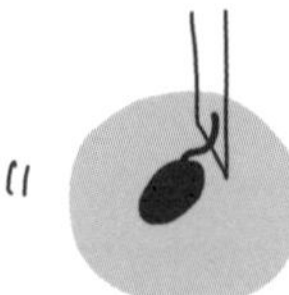

育った卵子に直接針を刺して精子を入れて授精させる

OHSS（卵巣過剰刺激症候群）に注意!!

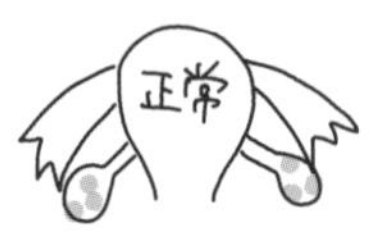

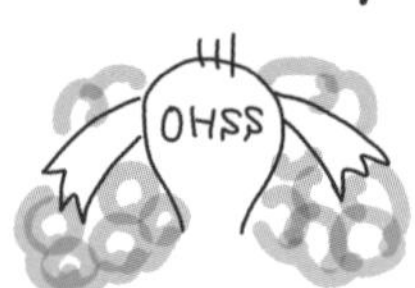

排卵誘発剤に過剰に反応し、卵巣が腫大！
腹腔内に腹水が貯留！

特に**PCOS**や若い人はリスク高い

GnRh
↓ ↓
FSH↑ LH
↓ ↓
E↑ P

生殖補助医療（ART）ではFSH↑で卵胞の発育を促す！
エストロゲンも増加！
水を血管に引き込む力がある

注意

顔もパンパン
胸水リスクもある〜

他にも血を固める作用があるので、**血栓**（脳梗塞等）のリスクもあるので注意してね〜

OHSS：ovarian hyperstimulation syndrome（卵巣過剰刺激症候群）
ART：assisted reproductive technology（生殖補助医療技術）

テーマ33 出生前診断

・スクリーニング検査（病気の可能性を見ていく）

① 皆やっている超音波（エコー）検査　11～13wくらいで分かる

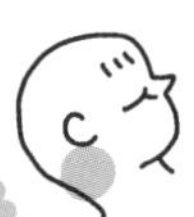

首の後ろの厚み（NT）をみていく！

Drは毎回見ているよ！

的中50%程　6～↑ 染色体異常 / 奇形）リスク等

他にも口唇口蓋裂とかも発見されたりする

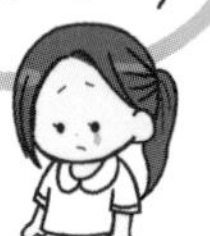

② NIPT　9～10w以降

21、18、13トリソミーが母体採血で分かる

年齢が高い程、的中率は高くなるが「確定」ではない！

③ 血清マーカー　15～18w（試験等出にくい！）

これも採血で、21・18・13トリソミーのみが分かる

・確定検査

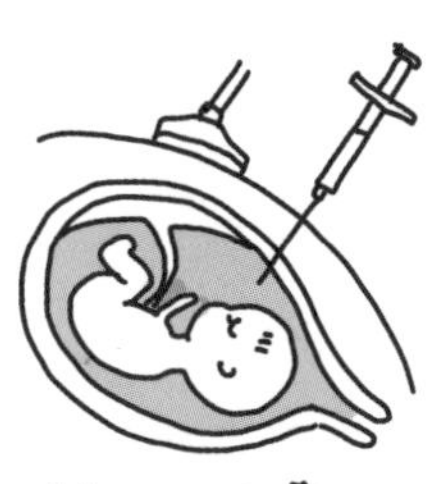

羊水検査
15～16w以降

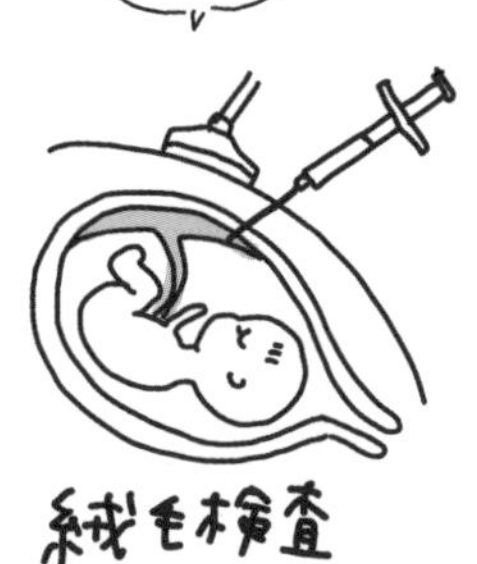

絨毛検査
11～14w

胎児には当たらないようにエコーは当てるが、針を刺す！

流産や破水リスクあり！

また穴が開くことにもなるので

感染リスクもあり

でも21、18、13トリソミーの確定以外にも、染色体異常全般が分かるのはこの検査だけ！　メンタルケアも重要です！寄り添いましょう!!

通常は羊水検査がほとんど！難しいので動画もチェック！

NT：nuchal translucency（胎児項部透過像、首の後ろの厚み）
NIPT：non-invasive prenatal testing（非侵襲的出生前検査）

助産師学校の受験に合格するには

助産師学校の受験は、皆さんが思っているよりもずっとずっと過酷です。このお話は受験生には必ずしているのですが、医師が５万人、助産師は４万人もいない、なれない。「実は医師になるよりも狭き門なんだよ。だから学力がまずは絶対です」とお話させていただきます。倍率も５倍なんて可愛いもので、人気の学校は20倍を軽く超えます。通常は５校受けて１校受かればいい方で、何年も落ち続ける方も非常に多いんです。だからこそ、この本の内容は説明できるくらい暗記していただきたいです。

特に**受験は筆記（選択肢ではなく記述式）が多い**です。そのため１つ１つの根拠を確実に押さえておく必要があります。しっかりと根拠を押さえた私のスクール生では、受験１位通過した方もいらっしゃいます。それくらい受験に必要な根拠も詰め込みさせていただきました。

なぜそんなに学力が必要なのか？　というと、実は狭き門という以外に助産師の働く環境にも問題があります。我々助産師は清潔区域で滅菌操作をしながらお産に関わります。この時「ちょっと調べたい」と思って本やまとめノートを触ることはもちろんできません（不潔になるからです)。そのため解剖や根拠くらいは、頭に入っていないとそもそも成り立たない職業なんです。**看護師との大きな違いは「診断」ができること**。１人で動ける職業になるので、責任はかなり重たいです（そのため守秘義務も刑法にかかっていますよね)。だからまずは学力が絶対なんです。

そしてさらに面接では何がみられているか？　**答えは「指導力」です**。実は助産師は出産を介助するよりも、妊娠中のお母さんが健康に過ごすための指導をしたり、産んだ後は授乳指導や育児指導、退院指導（受診のタイミングや家での過ごし方）なんかもしていきます。分娩介助よりも多く行っているのは、妊産褥婦さんへの「指導」なんです。皆さんは自信のなさそうな方に指導されたいですか？　そんなことはないですよね。受験では自信がなくても「堂々と」「自信がありそう」に見えることも必要です。胸を張って受験に挑めるよう、たくさん勉強をして面接練習もして挑んでいただけたらと思います！

皆さんの夢が叶い、たくさんの妊産褥婦さんが心身ともに支えられて健やかにお子さんが育っていくよう、私も心から応援しています!!

第6章

正常な妊娠と看護

さあここからが母性分野の花形です！異常妊娠・分娩は医師の範囲で、正常な妊娠を助産師が1人で診れる対応範囲ですのでしっかりと学んでいきましょう。

特に助産師の主な仕事は実は分娩介助ではなく「指導」です（働けばわかりますが、毎日ずっと指導しています。なので、助産の受験では指導力があるか面接でチェックされることも多いです）。この指導には食事も含まれます。そのためテーマ38は看護・助産ともにとても出やすいです。

また、助産国試ではテーマ39の薬理も非常に出題が多いのと、妊婦さんに不意に質問されることも多いです。国試のためにも指導のためにも今回載せた薬理は最低限覚えておきましょう。

テーマ 34 妊娠の定義と計算

妊娠は「0（ゼロ）」から数えよう！

月経は1〜です！

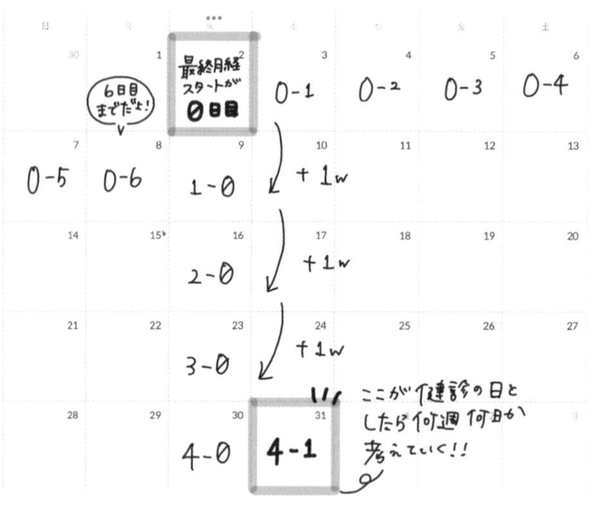

0週0日からスタート!!

分娩予定日が40週0日

最終月経から、280日

月経は1〜14日は妊娠していない!!

1日目　14日　28日目

排卵

なので受精からは

266日

ネーゲレの計算でも予定日が出せるよ

月に39（サンキュー）、ヒナが生まれた

ゴロでOKです！

月に3を引くか9を足す　　日にちに7を足す

最終月経が1/31の時

	1月	31日
+	9	+7
	10月	38日

→ 11月7日

最終月経が9/2の時

	9月	2日
−	3	+7
	6月	9日

動画もチェック
テーマ35の内容も含む！

週数のイメージは

0w0d　月経中
2w0d　排卵、性交渉
3w0d　着床
4w〜　hCG陽性（検査薬）
5w〜　胎嚢確認

hCGは性交渉から3wくらい経つとしっかり反応するよ！

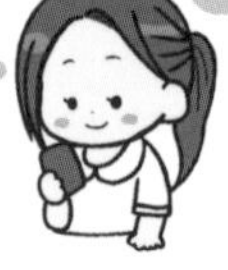

テーマ

35 週数と成長、BPS

覚えるべき所をチェックしていこう（危険だからチェックするよ！）

5w GS（胎嚢）確認

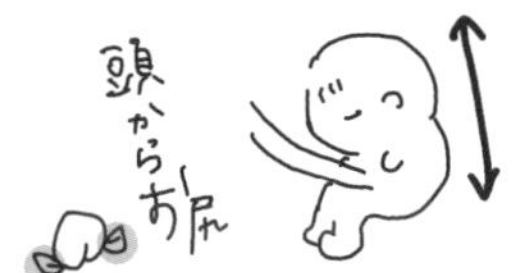

赤ちゃんの入っている袋

これが見えないと子宮外妊娠かも！

大体受精する卵管膨大部で着床→大きくなって7-8wで破裂してしまう（危険）

丸いリングは「卵黄嚢」造血したりする赤ちゃんのお弁当箱です！

7w 心拍確認（経腟エコーで）

ここで生きてるか確認‥♡

8-10w CRL チェック → 分娩予定日の修正 ☺

頭から お尻

頭殿長 10wで30mm 個体差なし！

月経からの分娩予定日は人によって排卵日が違うので確定ではなく、ここで確定していく！

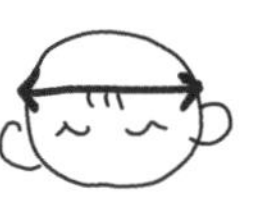

BPD（児頭大横径）もチェック!! 12wで20mmくらい

分娩の時にもチェック！ 頭大きいと経腟分娩しにくい

90mm → 生まれるかなー？って分娩時チェックしてます！

ちなみにEFWは（胎児推定体重）

30w 1500g

+3w +500g

くらいで覚えておくと良い☺

あとは一生懸命覚えなくても、消去法で問題解くのがオススメ

10w 尿中hCGピーク

妊娠検査薬（+） 高すぎは胞状奇胎リスク

→テーマ37へ…

12w ドップラーで心拍確認

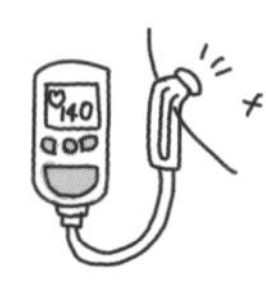

お腹の上から心拍が確認できるようになるよ！

心拍は胎児が元気な証なのですごく大切です

GS：gestational sac（胎嚢）
CRL：crowm rump length（頭殿長）
BPD：biparietal diameter（児頭大横径）
EFW：estimated fetal weight（胎児推定体重）

16w 胎盤完成

俗に言う「安定期」流産しにくくなる！

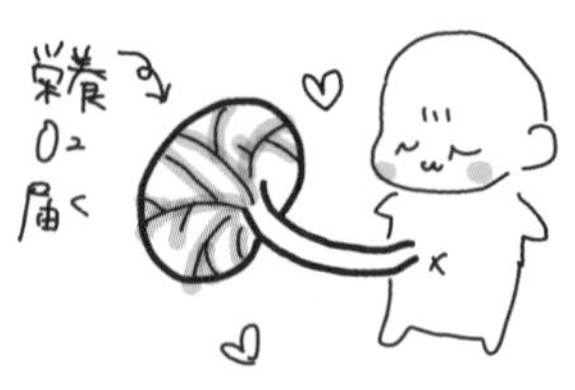

9wぐらいからホルモンの産生場所が黄体→胎盤へ移行していくよ（つわりが生じやすい）

つわりはホルモンバランスの乱れなので、胎盤が完成した16wくらいに落ち着くよ!!

18w 経産婦 20w 初産婦 ） 胎動自覚

経産婦さんが経験者なので胎動に気付きやすいだけで、特に解剖学的違いはありません!!

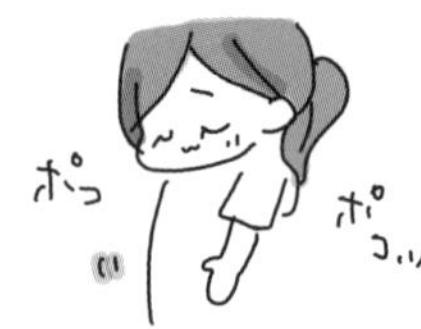

胎動は胎児が生きている証!!

健診まで間があくので、妊婦さん自身でチェック！

胎動停止→胎内死もしているケースも多いです！

32w 循環血液量 最大!!

1日に増える胎児体重は

14〜15w	＋5g
20w	＋10g
32〜34w	＋30〜35g
34〜36w	＋200g

どんどん増加!!

栄養を届けるために血液もどんどん増えていくよ☺

貧血リスクも増加してく!!

詳しくはテーマ42へ!!

34w 肺サーファクタント完成

テーマ79につながっていく！

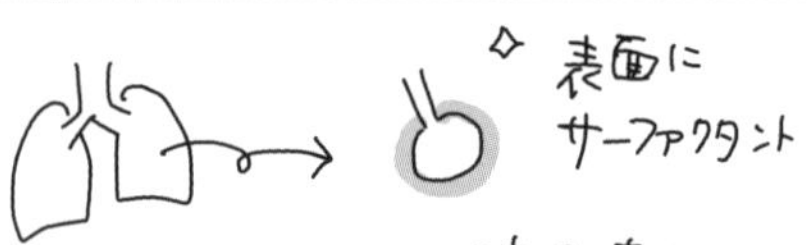

肺は肺胞が3〜6億個ある！

これがないと呼吸すると 肺が潰れていく…

あると 息を吐いてもパツン！と張っているよ

34w前に生まれると呼吸器必要になりやすい

なので早産でも、せめてここまではお腹の中に居てほしいよ!!

BPS：biophysical profile scoring（胎児の健康状態を評価するスケール）
NST：non-stress test（胎児心拍数モニタリング）

37w～ 正期産　37w0d～41w6dなので覚えてね☺

42w～ 過期産　テーマ80につながるよ！

助産師はBPSも覚えましょう!!

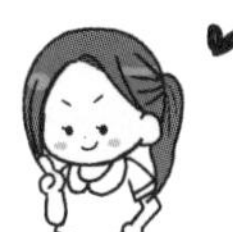

赤ちゃん元気かな～？って見ていくよ！時間がかかるので全員はやりませんが、テストでは必須です!!
2点→元気、0点→元気ないなので、まずは**2点**を覚えましょう☺

① 呼吸様運動（外に出てからの練習） 30分間30秒以上1回

② 胎動　30分間に3回以上

③ 筋緊張　30分に1回以上

④ NST（テーマ51に詳しく解説あり） 20分15bpm↑15秒↑

⑤ AFP（羊水ポケット）

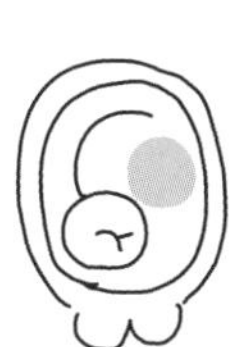

胎児がいない場所が2cm以上あること

①～⑤を足して、8点以上が正常

暗記でOK！

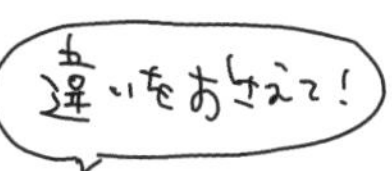

↕ BPSではないが、こっちも知っておこう!!

AFI（羊水インデックス）

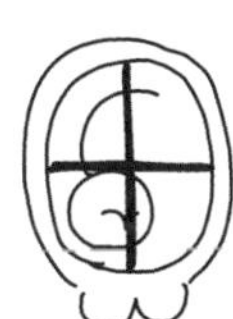

4つに区切ってそれぞれの部屋の深さを見ていく
5～24cmが正常

BPSはこちら☺
5～42wの変化はテーマ34の動画を見てね！

週数に沿った胎児の成長の動画はこちら！☺

AFP：alpha-fetoprotein（胎児期に現れるはずのタンパク質）
AFI：amniotic fluid index（羊水インデックス）

テーマ36 子宮の増大とマイナートラブル

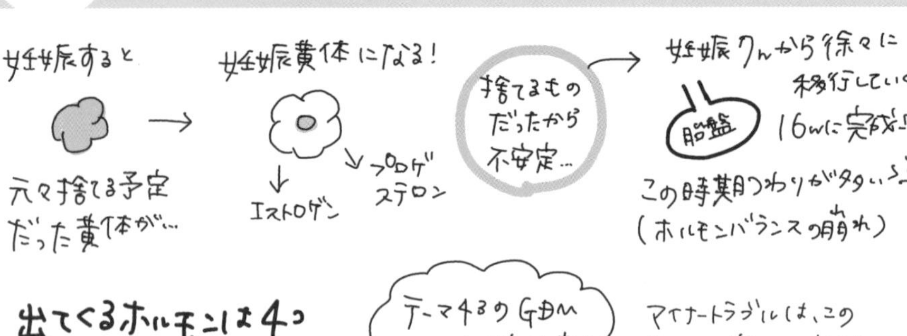

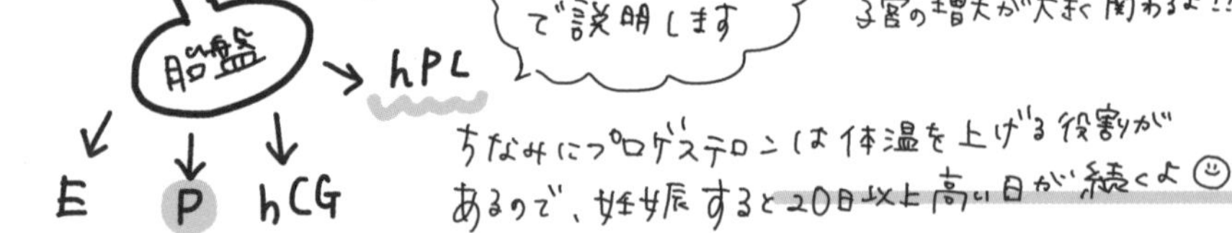

まずは妊娠の主役！ **P（プロゲステロン）** 妊娠維持のホルモンです！

平滑筋の緊張低下 が主な役割

柔らかくするイメージ

ピルと一緒で排卵も抑制

子宮 に働いて、**子宮収縮を防いで早産しないようにする**

他にも 胃 → 胸やけ

大腸 → 便秘

ガス貯留

大腸の蠕動運動促すために、便のかさ増し（食物繊維摂取オススメ！）

膀胱・尿管 → 尿が貯留、そこに菌がついて尿路感染

静脈 → 表在静脈瘤 足の血管ボコボコ見える

血流が悪くて生じるので **弾性ストッキング** で対策

エストロゲンと一緒に、プロラクチン（乳汁産生）も抑える!!

EとPは胎盤から出るホルモンなので、分娩して胎盤が外れるとPRLが産生 → 徐々に乳汁分泌が開始していくよ！

次は **エストロゲン**

- 電解質やH_2O（水）の代謝作用があって、**水を貯め込む！**
  → 浮腫リスク　弾ストや足の底屈背屈運動をしていくよ☺♥
- メラニン色素の生成を促進 **妊娠雀斑**

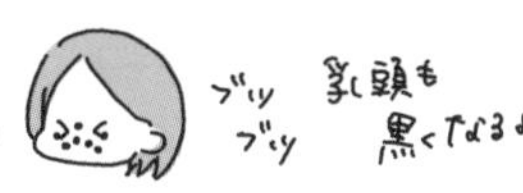

- 子宮頸管粘液↑（帯下）　（テーマ22にもあるよ）
- 血管を増やすので歯肉出血や子宮頸部の血管↑
  暗紫色になる **リビド着色**
- **血液凝固作用あり → 血栓リスク高い！**（テーマ68につながる）
- **妊娠末期に子宮頸部を熟化（柔らかく）する**

ふわふわにして

開くと出産できるよ！

次は **hCG（ヒト絨毛性ゴナドトロピン）**
次のテーマ37の胞状奇胎でも触れます☺♥

尿中に出るけど実は採血でも測定できるよ！

hCG → 妊娠黄体を刺激！ → エストロゲン／プロゲステロン

なので初期に分泌！尿中に出て、妊娠の判定に使われるよ！
（10wがピーク）

他にも **甲状腺刺激**（普段の2〜3倍）テーマ10でも触れたよ！
初期に甲状腺も刺激されるので、甲状腺クリーゼ（全身の臓器不全）などになりやすい💦 最初から疾患ある人は特に注意です！

他にも 胎児の精巣刺激
→テストステロン産生などもする！

動画もチェック♥

hCG：human chorionic gonadotropin（ヒト絨毛性ゴナドトロピン）

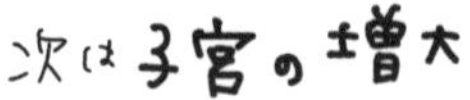

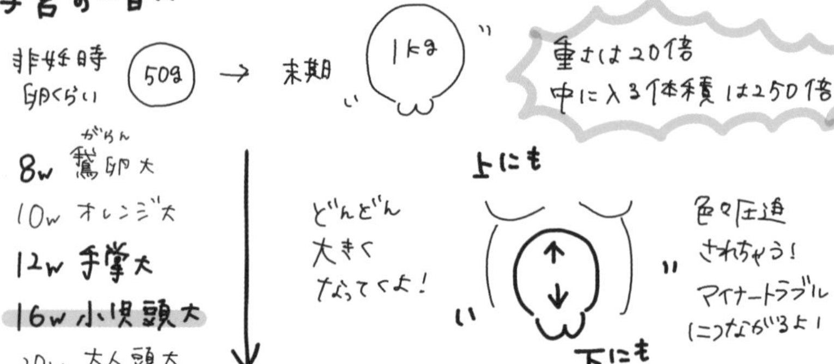

上に押す　横隔膜挙上 → 呼吸数増加

で腹式呼吸してるから、妊娠中は胸式呼吸になりがち！

胃も挙上 → 胃のスペースが少なくなって、胃もたれや胸やけに

下に押す　膀胱を押す → 頻尿（初期）
末期は児頭に押される → 頻尿
解決策なし！

これで寝不足になる人も！ 出産したら少し楽になります!!

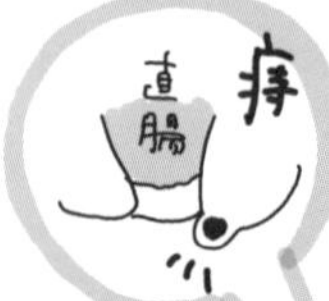

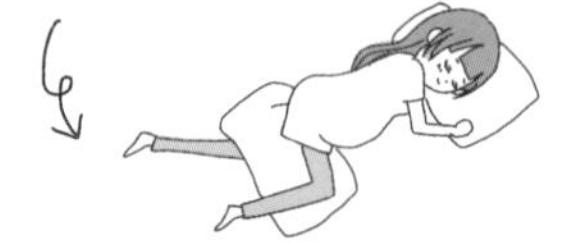

シムス位だとお腹の圧迫がとれやすいよ☺
助産はよく指導します!!

温めて指で環納すると◎（中に戻していく）

大腸も圧迫する → 便秘になる（プロゲステロン参照）

骨盤内の静脈も圧迫され、痔になりやすい

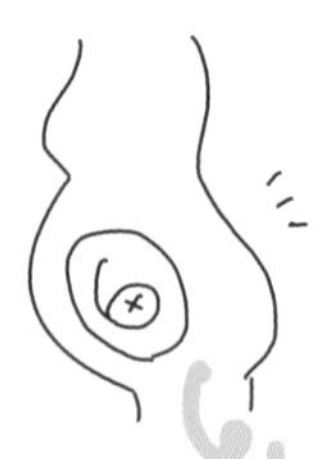

末梢神経圧迫 → こむら返り（足がつる）

伝達をしている電解質のCa（カルシウム）、ビタミンBなどを摂取する

重心がズレるので腰痛 → 重心整えるために、踵2~3cmの靴を履く！ ペタンコ靴は重心が整わないよ

テーマ 37 胞状奇胎（異常）

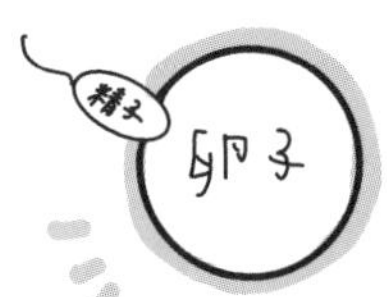

精子が卵子にくっつくと（1番に到達した子）
透明帯反応が起きる

膜が張って、他の精子が入れなくなるよ!!

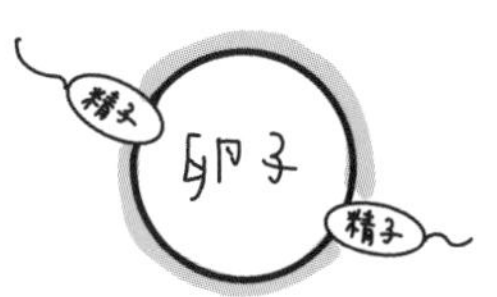

でも胞状奇胎は、2つくっついちゃう

双胎との違いは →

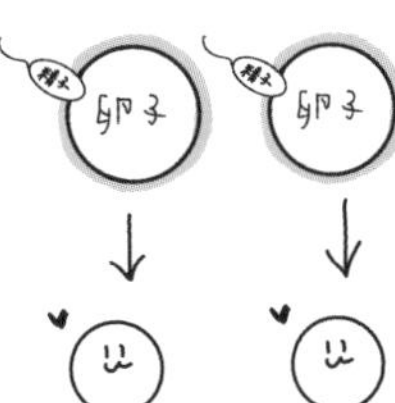

一卵性は2つに分かれる　2卵性は卵も2つ！

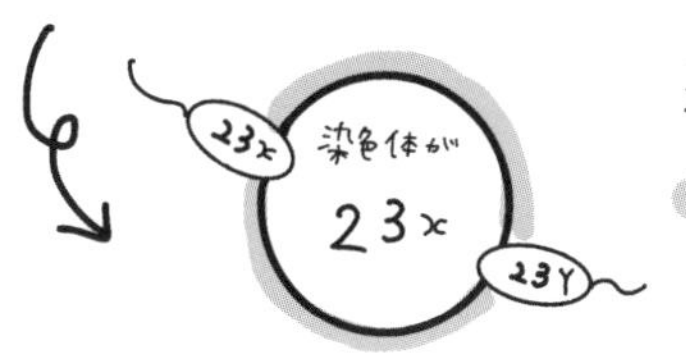

染色体が**69**本ある!! こうなると、めちゃめちゃ**成長しすぎちゃうイメージ**です
（46のパターンもありますが、まずは69で理解

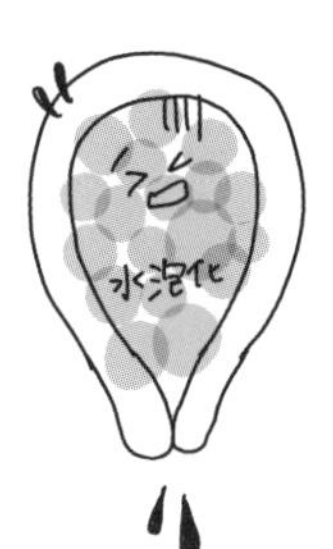

ぷくぷくと成長しすぎて**ぶどう房**のように見える!!
胎盤のゾンビなようなイメージ…
がたくさんできてしまうので**hCGが高値**になるよ！
そのため悪阻も合併しやすい（40%にみられる）

子宮内膜が圧迫され、**90%に出血**も見られます。

掻爬と同じように
子宮内容除去術する！

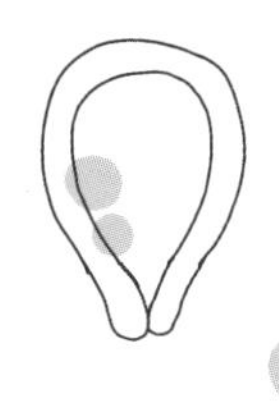

取り出す →

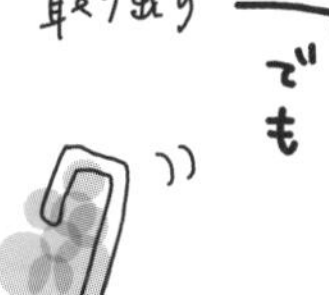

でも

一部が筋肉の中に入ってしまうことがある！

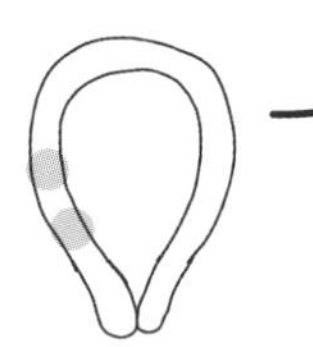

侵入奇胎というよ！

この1〜2%が絨毛がんに！
血行性転移（血液に乗って肺などに転移）しやすい！
5年は密に診察を受けたい

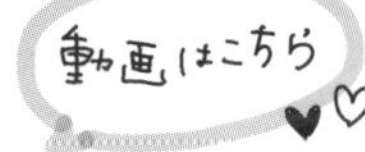

第6章 正常な妊娠と看護

テーマ38 体重増加の栄養

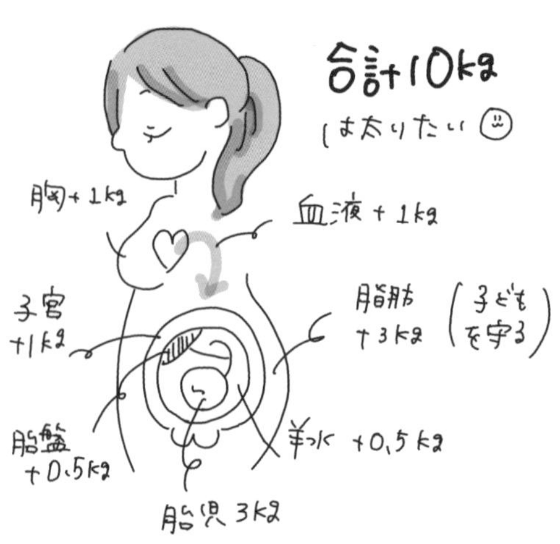

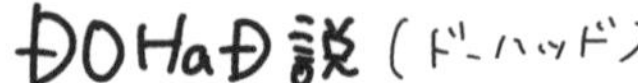

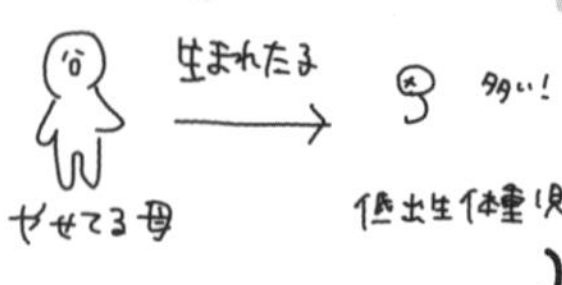

少ししか栄養がこないから、

ごはん もぐもぐ

細胞の栄養吸収率が高い！

ちょっと食べただけで太るようになる！

将来の生活習慣病リスク！

なので体重増加の基準も変化！（もっと太れ！となりました）

低体重（やせ）	BMI18.5未満	+12〜15kg
ふつう体重	**BMI18.5〜24.9**	**+10〜13kg**
肥満I度	BMI25.0〜29.9	+7〜10kg
肥満II度	BMI 30.0以上	個別対応（+5kgまで）

双胎の時にはこのMAX体重まではは増やしたいです！

ツイン

太りすぎると

- 軟産道（膣内）に肉が付いて生まれにくくなる
- 胎児が大きくなり（児頭も大きくなる）生まれにくくなる

やせすぎだと

- 将来の生活習慣リスク
- 胎児発育不全
- 切迫早産
- 貧血 などのリスクが！

日本は世界一やせてる国です！

BMIは絶対計算できるように！

体重（kg）÷身長（m）²です！

157cm、54kgなら

54÷（1.57×1.57）

＝54÷2.4649＝21.9075…

＝BMIは**21.9**（ふつう）となる

特に助産に行きたい子はサザッと計算できるように!!

そして妊娠中は胎児発育分と母体の基礎代謝上昇（8、15%↑）で食事の基準が大きく変わるよ

DOHaD説：developmental origins of health and disease（健康と病気の発生起源説）
BMI：body mass index（適正体重）

特に覚えるべき！栄養の基準

① エネルギー（胎児の成長のために）

テーマ35でも記載したように、胎児は後半に成長する！

初期 +50kcal
中期 +250kcal
後期 +450kcal
授乳 +350kcal（母乳から失う）

↓ どんどん増える

④ カルシウム

付加量なし!!

胎児の骨とかを作ってるけど、**日本人の食事摂取基準分**とれていれば問題なし！

基準は650mg +0です

② 鉄分（妊娠貧血予防）

20wくらいから循環血液増加！
（胎児の成長するための栄養を届けるため）

初期 +2.5mg
中後期 +9.5mg

⑤ ビタミンA（視力に関わる）

これDAKEの4つは脂溶性！
体にたまってしまうよ

催奇形性があるので
初期・中期は控えよう！

③ 葉酸 +240mg

テーマ2にあるよ！不足で神経管障害リスク！

取らないで欲しいもの

×カフェイン

催奇形成あり！
血管収縮して、胎盤血流↓

×アルコール

胎児アルコール症候群リスク
低身長・胎児発育不全や
精神発達遅滞、**小頭症**

×水銀（魚に含まれる）

大きい魚は小さい魚を食べている

大きい魚に水銀が多いので控える

厚労省のSVバランスも覚えるよ！動画でチェックしましょう

×喫煙

ニコチンと一酸化炭素が胎児O_2を減らしちゃうよ

SV：serving（サービング、食事の提供量の単位）

テーマ 39 妊娠と薬

妊娠 0w 1w 1ヵ月 2w 3w

全か無かの法則
all or none
流産か健康か！

4w
5w
6w
7w
8w

ここから影響する！
特に6w～神経が
作られていくよ ☺

この時期（4～8w）
臨界期で薬剤の
影響受けやすいよ!!

妊娠中はほぼ薬が禁止！

理由は妊娠中は治験が
できないので、明確に
「飲んでも大丈夫」と言えないから。

1つ1つの薬は
「国立成育医療センター」のHPで
調べてみましょう ☺

動画もチェック
しましょう！

母性で問われる薬は主に6つです！

① ワルファリン（抗凝固薬）

催奇形性あり
軟骨形成異常になる

→ 妊娠中はヘパリンに！

シリンジポンプで静注するよ！
テーマ68のDVTでも触れます！

② チアマゾール
（メルカゾール）

バセドウの薬
テーマ10チェック

催奇形成性（頭皮欠損など）

、無機ヨウ素
、**プロピルチオウラシル（PTU）**
に7wまでは絶対変更！

授乳中も内服OK！

③ サリドマイド（睡眠薬）

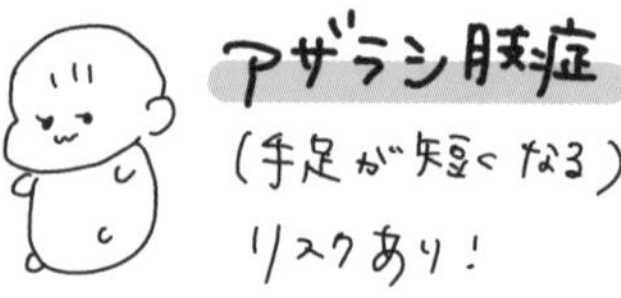

アザラシ肢症
（手足が短くなる）
リスクあり！

④ メトトレキサート（抗がん剤）

流産、奇形リスク

⑤ **NSAIDs**（ロキソニンなど）

特に後期に**胎児循環障害！**

→ アセトアミノフェン（カロナール）に変更

⑥ バルプロ酸ナトリウム

てんかんの薬で**葉酸吸収低下！**でも
てんかん発作で胎児への酸素投与が減る
方がリスクなので中止はしない（**有益投与**）

NSAIDs：non-steroidal anti-Inflammatory drugs（非ステロイド性抗炎症薬）

第7章

異常な妊娠と看護

こちらも高齢出産の増加に伴い、異常妊娠は増加の一途をたどっています。

切迫早産や前期破水は本当に患者数が多く、電話をいただいた時の私たち看護職の判断でお子様の命を奪ってしまう可能性だってあるんです。そのため看護も助産も頻出項目です。

また妊娠高血圧症候群や早期剥離は助産師の方は分娩中に急に生じて、1人での対応を余儀なくされることもあります。分娩エリアは清潔区域。「参考書を持って入って、調べて対応」などできません。全て自分の頭に入れて、冷静に判断する力が必要です。

この疾患は母体の生命やその後の生活に多大な影響をもたらします。異常の早期発見に努めるためにも、根拠からしっかり理解して観察を行えるようにしていきましょう。

テーマ
40 妊娠悪阻

簡単にいうとホルモンバランスの崩れでつわりが重くなったver!

妊娠初期

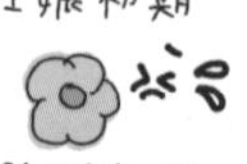

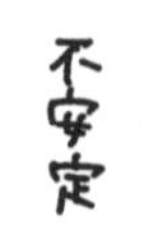

黄体からホルモン　不安定 → 16w

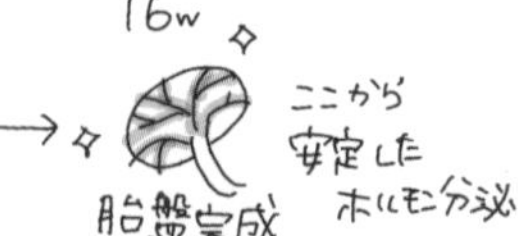

胎盤完成　ここから安定したホルモン分泌

悪阻のSTEP

① 脱水
② 代謝性アルカローシス
③ 代謝性アシドーシス
④ ウェルニッケ脳症

堕胎検討も…

つまり**初期になりやすい!** 16w(5ヵ月〜)を"安定期"と呼ぶのは胎盤ができるから

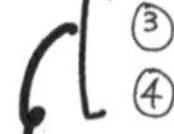

STEP1：脱水

頻回な嘔吐で脱水
血流停滞し、血栓できやすい!

静脈で血が止まると深部静脈血栓ができるよ！注意

STEP2：代謝性アルカローシス

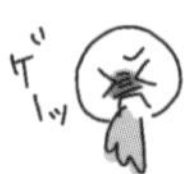

胃液はPH 1〜2の酸性です!

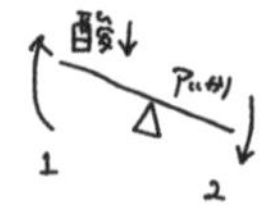

酸性が体から抜けてアルカリへ傾くよ!!

STEP3：代謝性アシドーシス

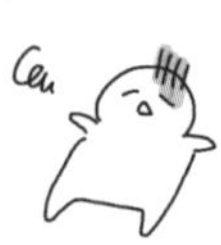

悪阻は食べられず、**体重が5%減少**するよ！そうすると…?

食事してると 糖 → エネルギー

食事しないと… 脂肪 → エネルギー
ゴミとして
ケトン体
尿中に出る

ケトン体は酸性なので、飢餓→ケトン↑
代謝性アシドーシスになっちゃうよ!!

死が近い…

STEP4：ウェルニッケ脳症

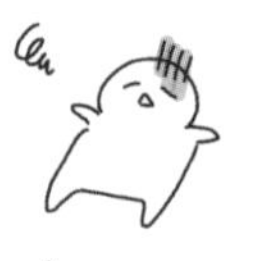

食べられない

→ ビタミンB1不足
(脳とか神経のエサ)

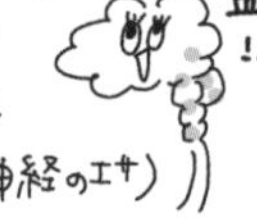

後ろ側で生じるよ!

脳の後ろの方には

小脳が! → 失調性歩行
中脳が! → 眼振
(中脳は対光反射の担当)
他にも脳×で意識障害

テーマ 41 切迫早産

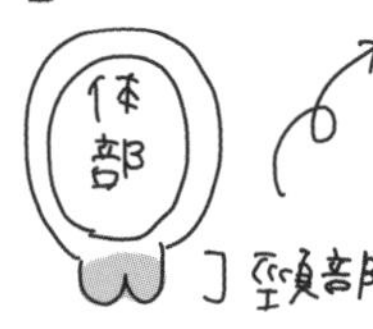

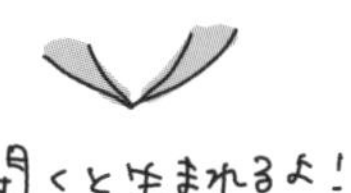

切迫早産とは、子宮頸部が**短くなる**ことを指しています!

基準
～30w　35-40mm
32w～　25-32mm

原因は**頸管無力症**や**絨毛膜羊膜炎(CAM)**など

(支える力なし)

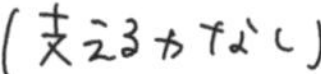

無力症の人は、子宮収縮の自覚がないパターンも多い!

①母体38.5℃↑ ②頻脈(100回↑)
③子宮の圧痛 ④腟分泌物・羊水の悪臭
⑤WBC 15,000以上
助産は覚えよう!!

観察① 子宮収縮

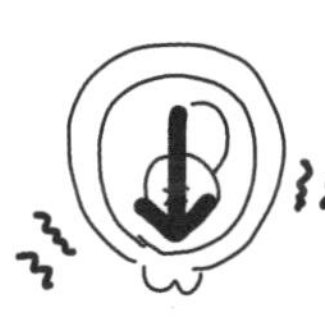

特にCAMだと炎症による子宮筋の刺激で収縮!

観察② 外性器出血

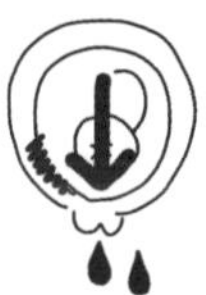

子宮の壁と卵膜(胎児を包む膜)がこすれて、出血が生じることも(危険!!)

観察③ 胎動：赤ちゃんが元気かチェックしましょう!!

治療① 安静

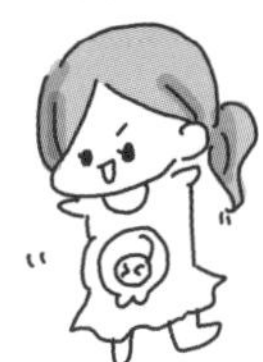

お母さんが動く!!
↓
子宮も動く(収縮する!)

トイレすら車イスで移動!絶対歩かせないレベルの人がいるのが切迫です!

看護の子は特に、安静っぽい選択肢を選ぼう

治療② リトドリン

(子宮収縮抑制剤)

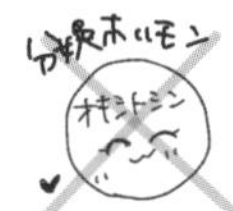

幸せホルモン
オキシトシン
(副交感)止める

交感神経が優位になるので**頻脈や動悸**の副作用があるよ

動画もチェック

治療③ Mg(マグネシウム)投与

早く産まれる程、脳性麻痺になりやすい!

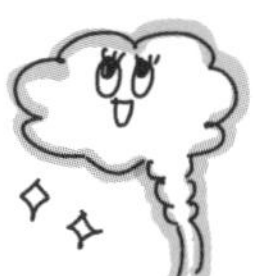

Mgが胎児の脳を保護する!
(食事でも摂りましょう!)

治療④ ステロイド

母体に筋注すると、胎児の肺サーファクタントが育ちやすくなるよ!

CAM：Chorioamnionitis(絨毛膜羊膜炎)

テーマ
42 妊娠貧血

血漿 55%
血球 45%

↑↑↑↑ 妊娠中は胎盤を通して胎児に栄養をあげる！
胎盤を通りやすいよう、**血漿（水）が増加!!**

↑↑ 赤血球も増えるけど、血漿ほどは増えない！

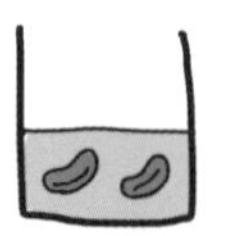
非妊時
→
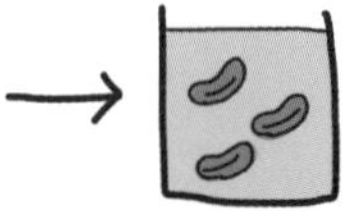
妊娠中

血漿の増加に、赤血球の増加が追いつかない
赤血球が薄まった、**相対的貧血**の状態

Hb 11g
Ht 33%
未満で診断！
（Htはテーマ1へ）

O_2 Hb O_2 O_2 O_2 →
"パワー！"

私たちは酸素が細胞に届くと、ミトコンドリアがATP（パワーの素）を産生する！ 貧血ではこれが不足するので、**パワー不足になる**というイメージ！

母体への影響
- 易疲労感
- 動悸（パワー補充のため心拍増えるよ！）
- **分娩遷延**
- 産後の回復遅れる

基本パワー不足

他にも血液でできてる
母乳分泌↓

32週が循環血液量のピーク↑
この時 貧血に注意

中後期は鉄分＋9.5mg

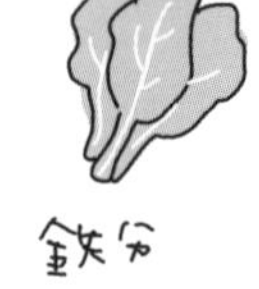
鉄分 ＋ ビタミンC
で鉄の吸収がアップするよ！

基本は鉄剤内服
鉄が消化粘膜を刺激→
気持ち悪くなりやすい

動画☆

その時は点滴にすると直接血管に入るので、緩和されやすいよ

胎児への影響
胎児発育不全
（栄養不足）からの早産

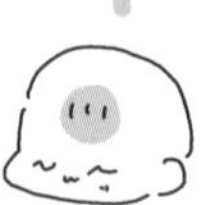

テーマ

43 妊娠糖尿病（GDM）

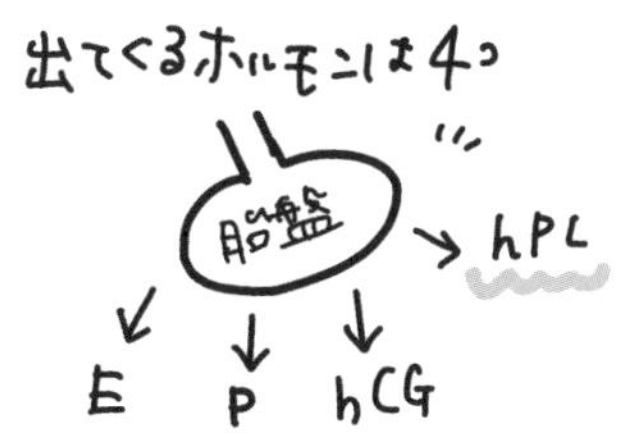

今回はこのhPL（ヒト胎盤ラクトゲン）が主役
hPLがインスリン抵抗性（効きにくさ）を上昇するよ
つまり、**わざと血糖を上昇させるホルモン！**

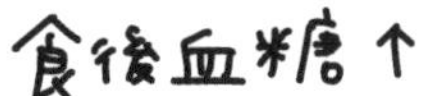

空腹時血糖↓

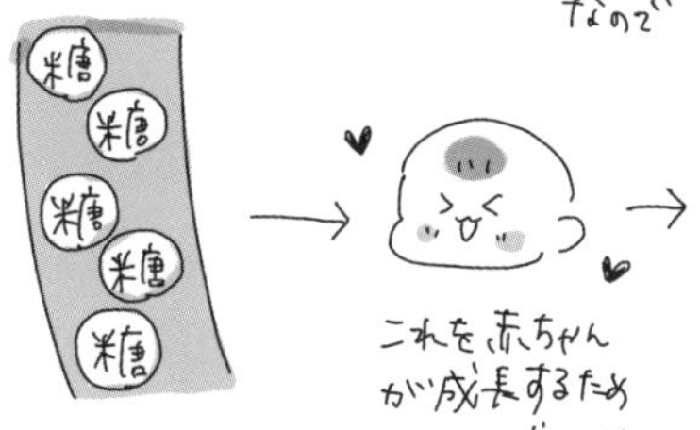

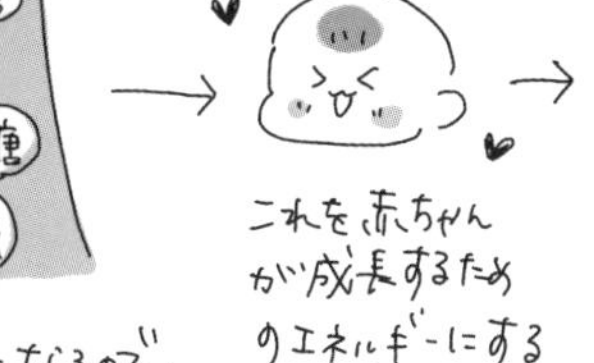

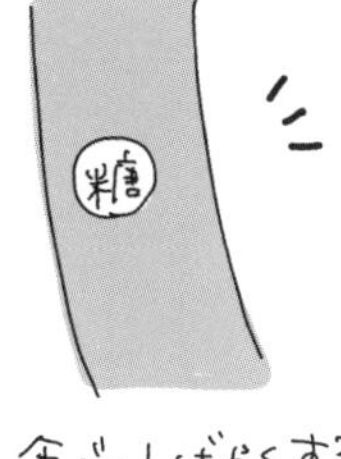

糖をしまいにくくなるので、食後の血糖は上昇する

食べてしばらくすると、非妊時より血糖↓

胎児が成長するのは後半でしたね？
hPLは **20w～分泌増加!!**
GDMも後半になりやすい

でもこれは全ての妊婦さんで起こっている話… なぜGDMになる人がいる？
→GDMになる人は元々インスリン抵抗性が高い＋hPLでインスリン抵抗性が高くなる！→**つまり元々糖尿病になる素質があった！**

将来の糖尿病リスクが高い!!

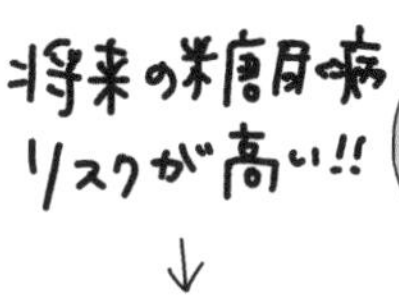

↓

出産して胎盤が外れたら、hPLが出ないから元に戻るはず…!!

60%以上がGDMになる

↓

産褥6～12wに75g OGTTを行って、チェック!!

この方たちは、hPLというホルモンの影響で糖尿病になっている！ hPLは**食事**の時に出るので、検査は**75gOGTTのみ！**

① 朝ごはん抜いて採血（空腹時）**92mg/dL以上**

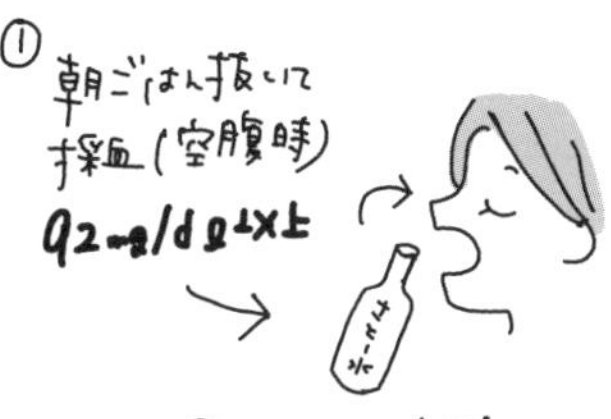

② 75gの砂糖水を飲んでもらう

③ 1時間後 hPLでて、血糖しまいにくい！ **180mg/dL以上**

④ 2時間後は胎児に糖がいく！ **153mg/dL以上**

hPL：human placental lactogen（ヒト胎盤性ラクトーゲン）
OGTT：oral glucose tolerance test（経口ブドウ糖負荷試験）

明らかな糖尿病は、逆にhPLの影響がない所を見るよ！

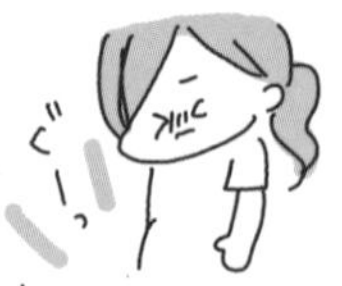

他にも随時
血糖 200↑

空腹時血糖 126mg/dl以上

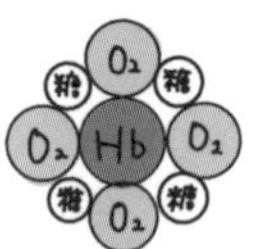

HbA1C 6.5%以上

Hbには酸素がくっついて、全身へ運ばれる。ここに糖がくっついたモノを指す。Hbの寿命は120日

大体1〜2ヵ月前の血糖が分かるよ！

尿糖は見るな!!

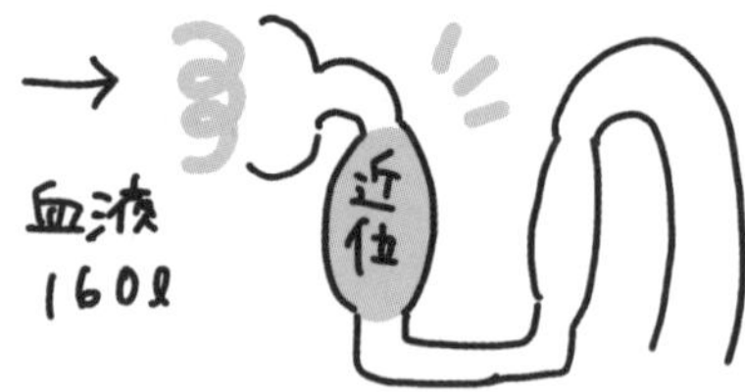

腎臓は近位尿細管で①グルコース(糖)、②アミノ酸(たんぱく質)、③ビタミンを再吸収しているよ☺ 妊娠中は血液が増えて再吸収(体に戻す)が追いつかないので尿糖出やすい！なので診断には使えない

治療は糖尿病と一緒！まずは食事です

①まず標準体重を出す(BMI22)

身長(m)×身長(m)×22

157cmだと1.57×1.57×22＝約54kg

②標準体重×30kcal＋付加量

DMは糖を上手く使えない病気なので、付加量(中期＋250kcal)などは減らさないので注意してネ

③血糖コントロール

ごはんを一気に食べると血糖が急上昇！分食にすること！助産の子は目標値も！

食前100mg/dl以下、食後120mg/dl以下

授乳はインスリン抵抗が改善されやすい

将来のDMリスクが減るけど、母乳でカロリーがとられちゃうネ！そのため、低血糖に注意が必要です！

糖は脳のエネルギー！足りないとまずいので、上昇しようと交感神経↑

なので頻脈や発汗、手の震えが出るよ！

改善しない時はインスリン注射

経口血糖降下薬はNG!!

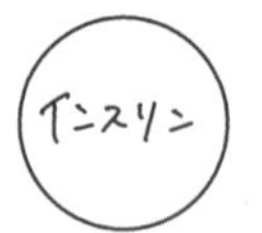

分子の大きさが全然違う!! 内服は小さすぎちゃうよネ

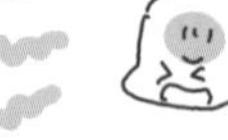

胎盤通って、胎児に移行しちゃうよ！

HbA1c：Hemoglobin A1c(糖化ヘモグロビン)
DM：diabetes mellitus(糖尿病)

胎児への影響

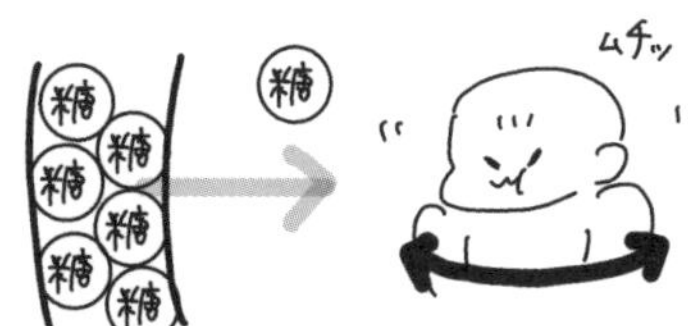

エネルギーがたくさんくるので太る！
頭より肩（体）が大きくなって
生まれにくくなる**肩甲難産**になる

恥骨に引っかかるので
恥骨圧迫をしたり

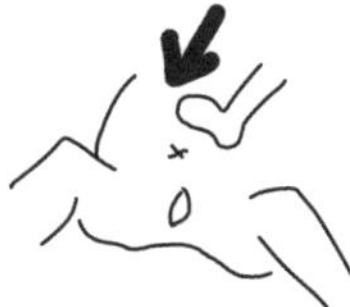

出産の時に上から押す
クリステレル圧出法をする

そして胎児は
GDMではなく
正常です！

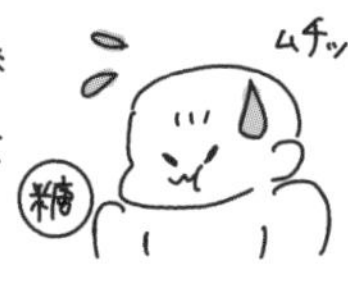

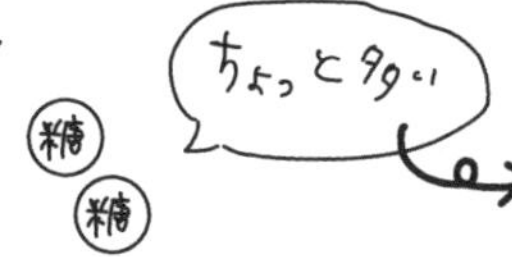

胎児自身が糖をしまうために、インスリンを過剰に分泌するよ！

でも出産して、胎盤外れたら？

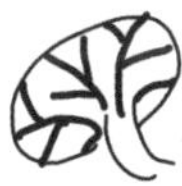

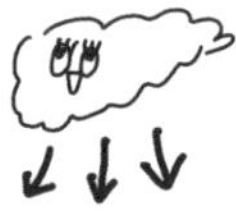

胎盤から出てた
糖がこなくなる

でもインスリンは
胎児から、たくさん
出てるまんま…!!

出生後、特に1～2時間は新生児低血糖が生じやすい！

GDMは新生児科にコンサル、50分以内に新生児科に連れていくよ！

実はⅡ型肺胞上皮細胞の
成熟も遅れやすい（高血糖で）
↓
肺サーファクタントの分泌↓
↓
RDS（新生児呼吸窮迫症候群）のリスクもある！ ※テーマ79へ！

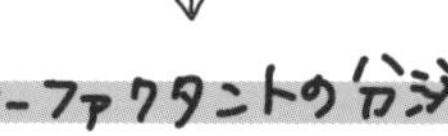

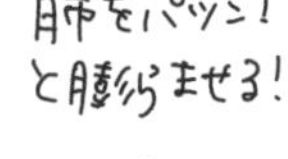

肺をパツン！
と膨らませる！

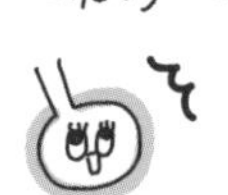

でもここは助産の子だけでOKです！

GDMは頻出です!!

看護も
助産も出る…

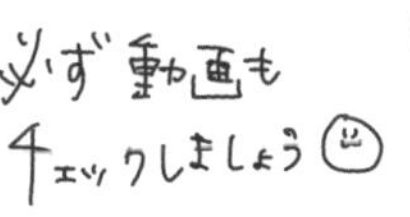

必ず動画も
チェックしましょう

RDS：respiratory distress syndrom（新生児呼吸窮迫症候群）

テーマ 44 妊娠高血圧症候群（HDP）

まずは血圧の公式から！

Bp＝循環血液量 × 末梢血管抵抗

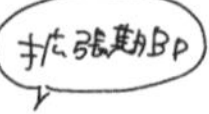

身体に流れる血液の量

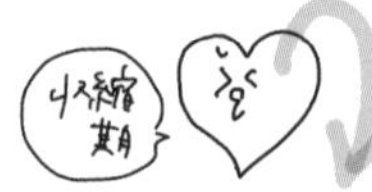

これを心臓が胸くらいまで追し出して、

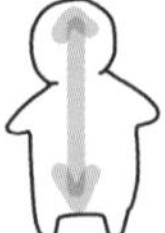

拡張⟷収縮

血管が全身までしっかり届けているよ！

この血管の動きを弾力性（モチモチ感）というよ

妊娠すると血圧は、低下傾向 ☺

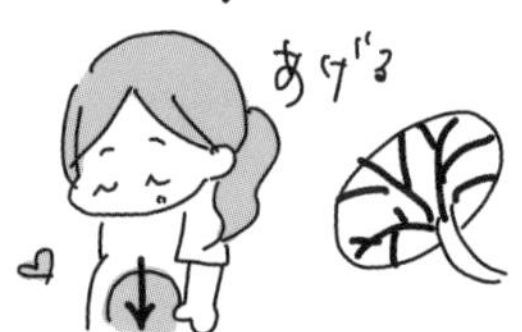

胎盤（血管の集合体）を通して胎児に血液をあげているよ！血液を胎盤にあげやすくするため、**妊娠中は血管が拡張し、血圧は軽度低下**

HDPになりやすい人は
- 肥満（血液多いなど）
- **高齢出産**（血管ボロボロ）

2トップだよ

診断のポイントは2つ！

①血圧

普通の高血圧と一緒 **140／90mmHg以上**（収縮 拡張）

どっちが超えてもアウトです！

160／110以上は重症高血圧

②尿たんぱく

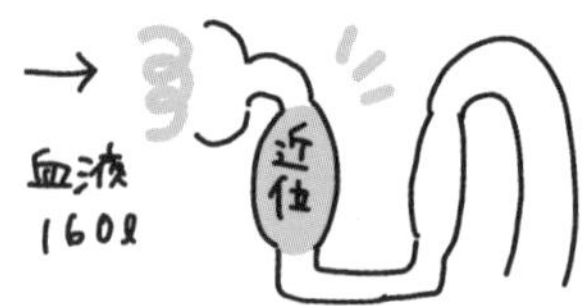

グルコースと同様、アミノ酸（たんぱく）も近位尿細管で100％再吸収される！

160ℓの血液から1.5ℓの尿を作る腎臓は**細い血管**がたくさんある！

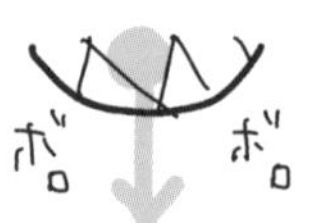

健康な人

高血圧が続いてこの細い血管が**ボロボロ**になると、**尿たんぱく（＋）**となり、**「腎症」**が診断名につくよ☺（ちなみに加重型は妊娠**前**から）

HDP：hypertensive disorders of pregnancy（妊娠高血圧症候群）

押さえたいポイントは5つ!!

① HDPは妊娠20w～産褥12wまで

妊娠高血圧症候群だけど産後も多いよ

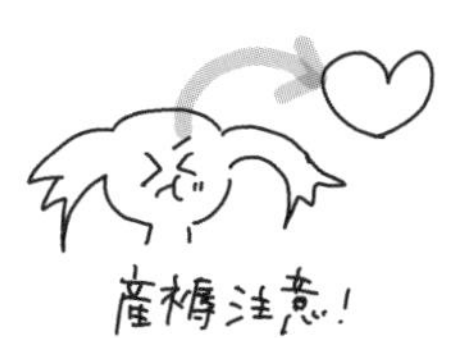

早期にかかる程、予後が悪い
分娩中は努責で血圧が上がりやすい
産褥は子宮が元に戻る時、心臓に血液も戻って
循環血液量も増加＝血圧上がりやすいよ!

② HELLP症候群（助産で必須）

ぎゅっ!とするイメージ!!

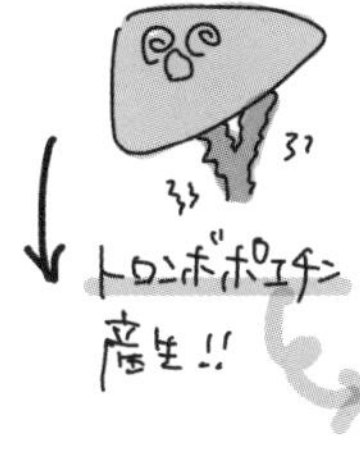

高血圧で上腸間膜動脈や肝動脈が攣縮
肝臓に血液が上手く届かず、機能低下↓
消化器がダメージを受けて嘔吐や上腹部痛も!!

この子が血小板つくっているのでPlt↓

③ 子癇の合併

死のリスクもある危険な状態!

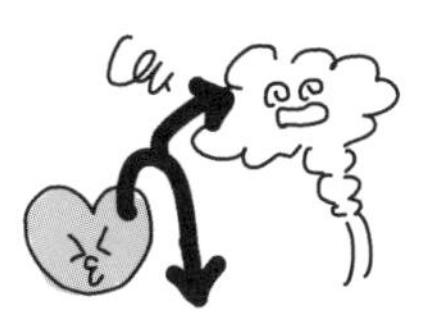

高血圧で脳へいく血液↑→脳がむくむ
→脳の機能↓→**けいれん、意識障害**
→後頭葉が特に浮腫む→**視力障害**
（視力担当）　**眼華閃発**

チカチカする

④ 常位胎盤早期剥離の合併

→テーマ45へ

⑤ FGR（胎児発育不全）の合併

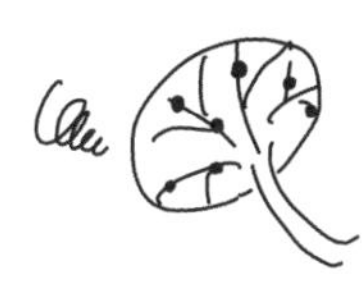

胎盤は血管の固まり! 血管が高血圧でいじめられて、
石灰化（カルシウム沈着）→血液（栄養）こない
→**胎児が育ちにくい**　これを防ぐために、
血流を保つ必要があり、母体には**安静**にしてもらうよ!!

HELLP症候群：Hemolysis（溶血）、elevated liver enzymes（肝酵素上昇）、low platelets（血小板減少）を3主徴とする症候群

テーマ 45 常位胎盤早期剥離とDIC

卵膜は3層!!

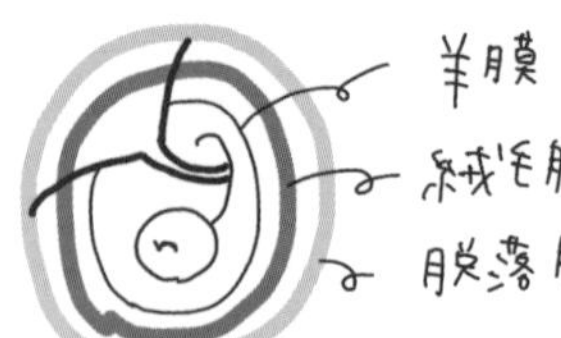

胎盤は脱落膜と絨毛膜を合わせたもの！そしてここに、血管がたくさんあるよ

高血圧では胎盤の血管もボロボロに…

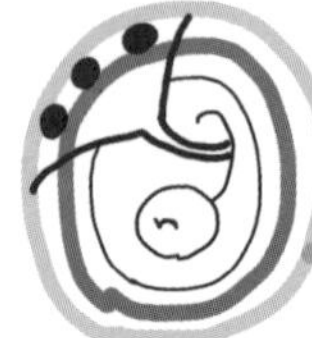

血管破綻 → 血のかたまり 胎盤後血腫ができる

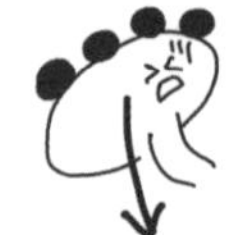

はがれる

胎盤は血液の固まりです！

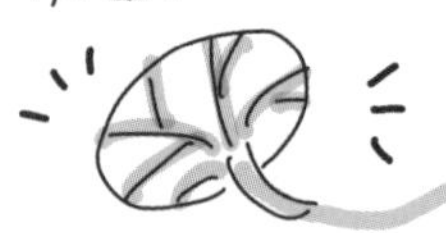

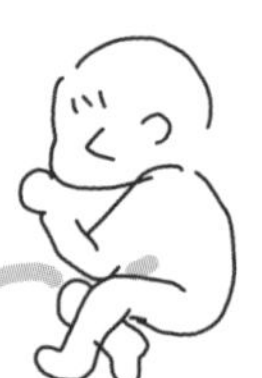

胎児はここからしか酸素や栄養をもらえない！
つまり胎児の**肺であり心臓である！**

つまり早剥とは、

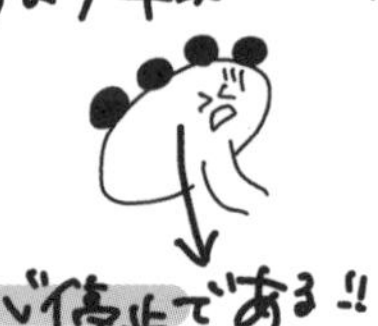

心停止である!!

心停止なので

- 緊急一過性徐脈（テーマ51）
- **すぐに帝王切開** オペなので絶飲食とか導尿する
- **胎児は脳性麻痺リスク** 産科医療補償制度

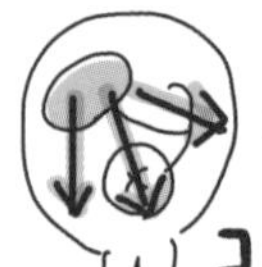

中で血の固まりがはがれる

そして、胎盤がはがれる
＝分娩第3期と一緒

テーマ64もチェックしてね

中に胎児がいるまま、

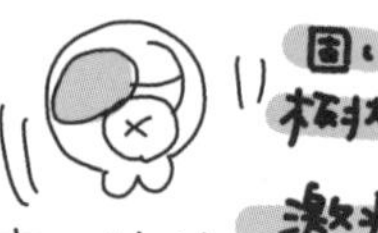

子宮が縮む

組織因子

はがれた胎盤から凝固因子の1つの組織因子が入っていく
→ **微小血栓できる**
（血小板、フィブリン枯渇）

血栓
Dダイマー FDP

できた血栓をプラスミンが溶かす
（DD、FDP上昇）

つまり
固まって→溶血
超出血する疾患

テーマ 46 前期破水（PROM）

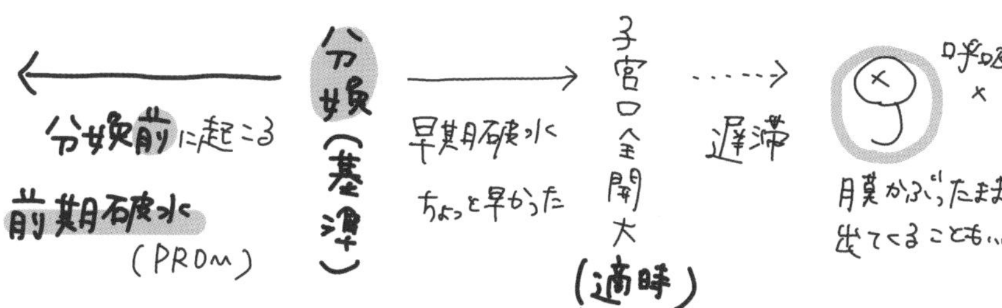

なぜ子宮口全開大が適時破水なのか？

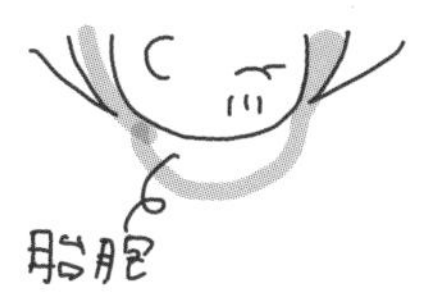

全開大の時には
児頭が蓋になる!!
2つのリスクが回避できる

〃リスク高〃

①臍帯脱出

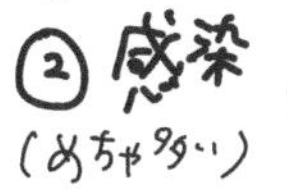

②感染
（めちゃ多い）

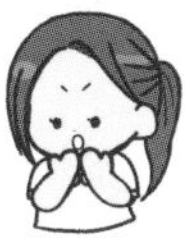

①臍帯脱出　臍帯は胎盤と一緒！胎児の肺であり心臓

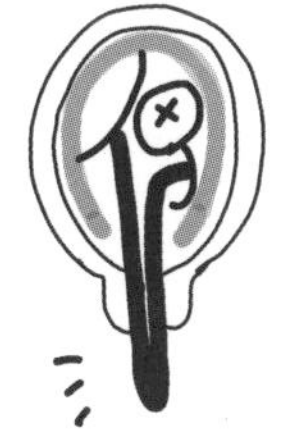

つまり**心停止**
特に下の膜が破ける
低位破水の場合！
立ってると下に落ちる

ということは…「破水かも」
と電話があったら**すぐに**
病院へ！旦那とか待たない！
タクシーなどでは**横になる**

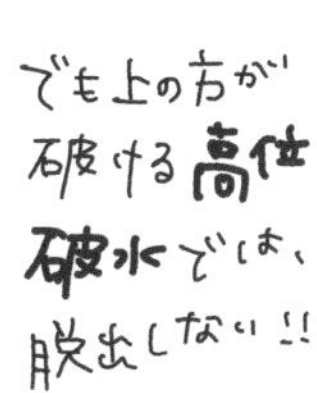

でも上の方が
破ける**高位**
破水では、
脱出しない!!

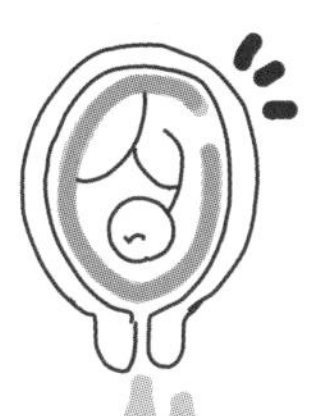

ということは… 破水の時
には**内診が必須**

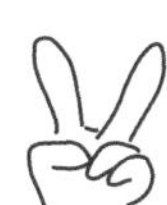

卵膜触れる？

②感染リスク

穴があいてたら、菌が入っちゃう！なので目指せ！
前期破水から24時間以内の分娩

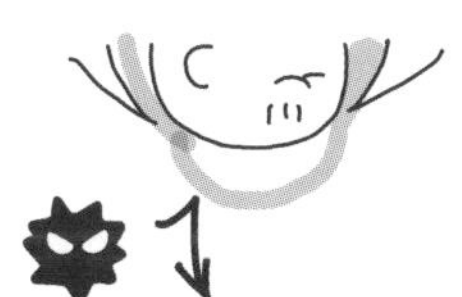

37w～ 分娩誘発
～37w 抗菌薬投与

感染予防
内診は滅菌手袋、ナプキン適宜交換
入浴控える（水から菌入る）

テーマ 47 前置胎盤

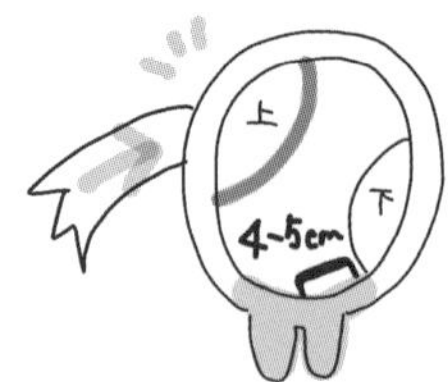

卵管から受精卵がくるので、胎盤は上の方にくっつきやすい！下についたとしても、内子宮口から4-5cmは離れているのが正常！テーマ20で取り扱ったように、子宮の下のは性交渉で使うものなので上皮組織が違う！

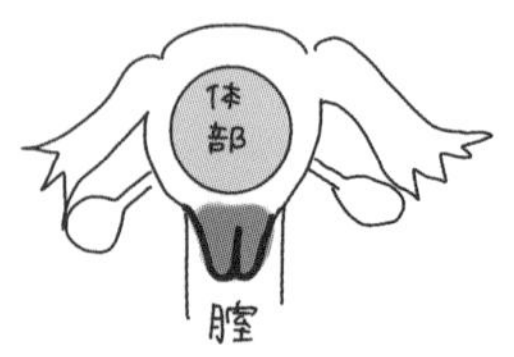

体部は腺上皮
頸部付近は重層扁平上皮

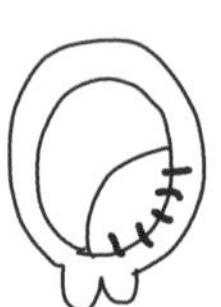

下に胎盤ができると食い込む
癒着して剥がす時に
大量出血リスク がある！

前置胎盤の種類

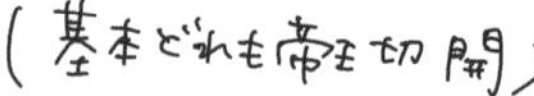

（基本どれも帝王切開）

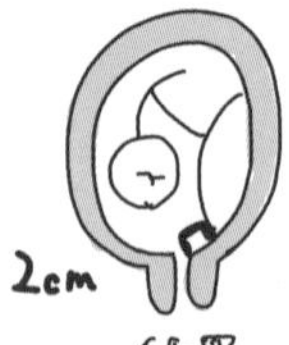

低置

0-2cm

辺縁

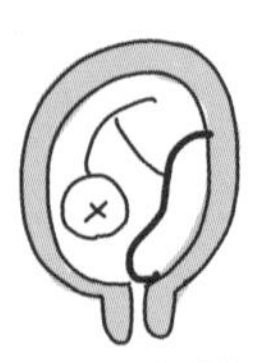

部分前置

全前置

もし出産になったら
胎児の肺でありバ臓である胎盤が先に出る

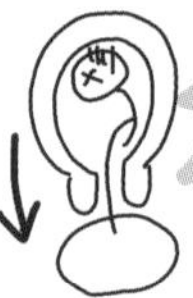

つまりこれも
バ停止
と考えてOK!!

だからカイザー

注意するのは警告出血

子宮口が開いていくと
膜と子宮壁がこすれて
無痛の外出血が生じる
下から生んではいけない!!

動画だよ

基本的に前置胎盤は
子宮内の環境が悪い
人が多いよ
喫煙や堕胎歴など
だから長く妊娠できない

スケジュール

28wくらいから入院が多い
31wまでに前置胎盤か確定していく

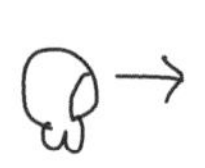

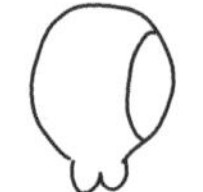

子宮大きくなると
胎盤の位置上がるかも！

32w〜 自己血採取
大量出血のための輸血とっとく

クリニックなどの妊婦さんへ **32w6d**
までに大きめの病院へ紹介する

34〜35w **分娩多い**、生まれちゃう

37w〜 陣痛くる前に帝王切開

テーマ

48 血液型不適合妊娠

テーマ7でも触れたよ！　**父Rh(+)、母Rh(−)の時だけ問題!!**

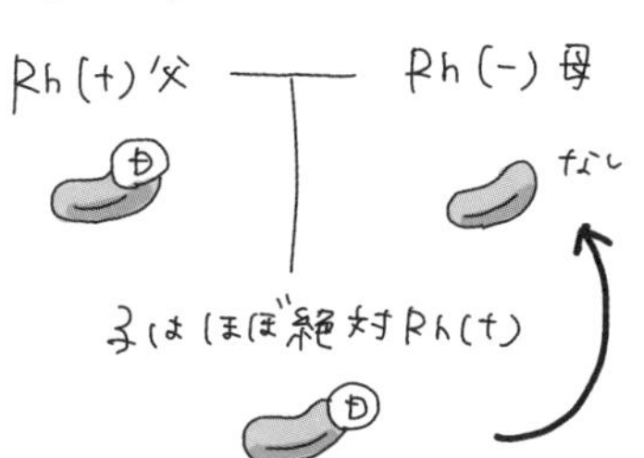

妊娠、出産の過程で、子の血液が母に入ってしまう！

すると母が「異物だ！」と勘違いし、攻撃するための**抗D抗体**をつくる

母　D　血清中にできるよ!!

間接クームスでチェック

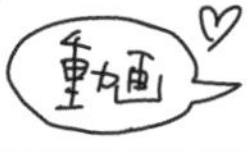

---

①胎児赤血球に

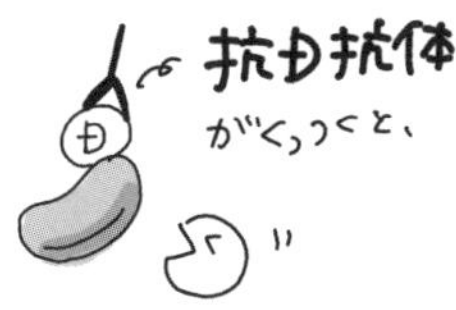

抗D抗体がくっつくと、

貪食細胞に見つかりやすくなって、食べられて**溶血**してしまう

②母体と胎児の血液が混ざるのは、殆ど分娩中が多いです！

なので1人目は**攻撃を受ける前に元気に産まれる**

③**2人目は初期から攻撃されて貧血になる**（死亡リスク）

血が壊れて、体中べしょべしょ（**水腫**）

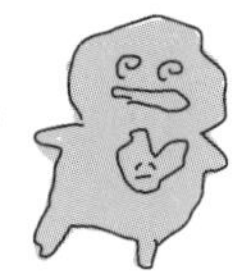

血液が多くて心臓の負担も↑**心不全**になる

未感作妊婦

（抗D抗体ない人）

- **妊娠28w**の血液が増える前
- **分娩後72h以内**

こっちを覚えて！

抗Dヒト免疫グロブリンを筋注する

母体中の胎児赤血球が製剤とくっつく！

つまり抗D抗体つくられない！

感作妊婦（抗D抗体できてる人）ムズい！

4wごとに間接クームスを行う

32倍≦は胎児貧血おきてて、胎児採血する

35wまでは輸血で血液入れ替え、

35w～早めに出産していくよ！

母体がO型の時はABO式不適合も！

母の血清		児の赤血球	攻撃!!
抗α抗体	→	A型だとA抗原	△
抗B抗体	→	B型だとB抗原	△

溶血リスクがあり、**新生児黄疸**になりやすい

第7章 異常な妊娠と看護

テーマ
49 双胎

一卵性 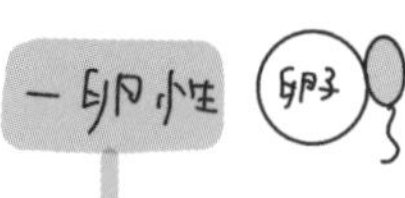 → 児 MMツイン 1% → 児 MDツイン 29% DDツイン 70%

二卵性は DDツイン（卵子 → 児、卵子 → 児）

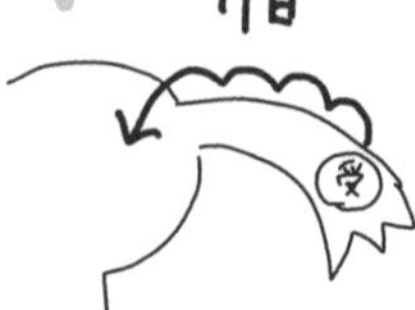

卵管膨大部で受精 7日かけて着床する時に 2児に分かれていく！

〜3日までに分裂 DDツイン
3〜7日までに分裂 MDツイン
8日〜に分裂 MMツイン

DDツイン（二絨毛膜二羊膜）

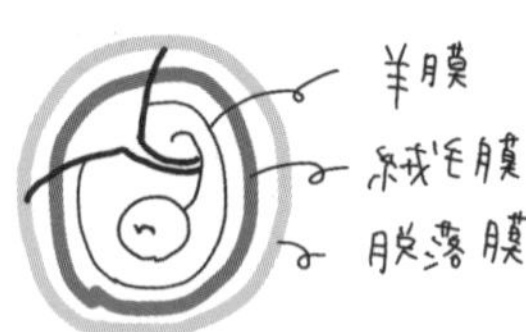

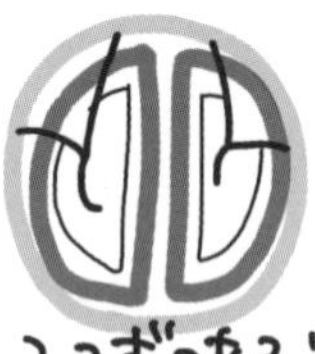

2つずつある！

絨毛膜が2つ、羊膜も2つある！胎盤も2つあるよ!!

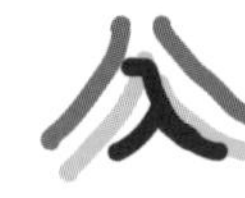

ぶ厚いので、なだらかな**λサイン**ができるよ!!

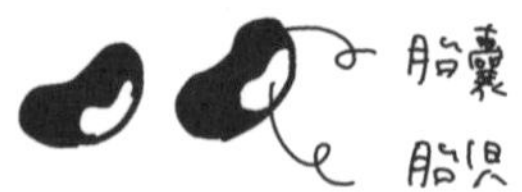

エコーでは胎嚢（赤ちゃんの入る袋）2つ、胎児2つが見えるよ！ 1番リスクが少ない双胎

MDツイン（一絨毛膜二羊膜）

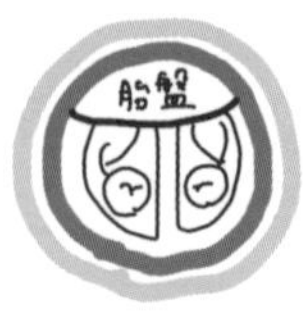

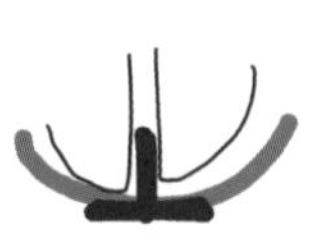

薄い膜なので、ハッキリした**Tサイン**があるよ！

5w 胎嚢1つに見える

7-8w 胎嚢1つ 胎児2つ見える

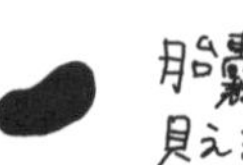

10w頃

膜性診断
羊膜 2つ MD
1つ MM

胎盤を共有しているので、**双胎間輸血症候群リスク!!**

受血者　胎盤　供血者

めっちゃ血液くる受血者（血液多くて心臓負担大！心不全に）
血液とられてる供血者（貧血とか腎臓に血液こなくて腎不全）

血液の行き来がなくなるように、**26-28wに吻合血管をレーザー**で焼いていくよ!!

MMツイン：monochorionic diamniotic twin（一絨毛膜一羊膜双胎）
MDツイン：monochorionic diamniotic twin（一絨毛膜二羊膜双胎）
DDツイン：dichorionic diamniotic Twin（二絨毛膜二羊膜双胎）

MMツイン（一絨毛膜一羊膜）

胎盤も部屋も共有
臍帯が絡まりやすい！

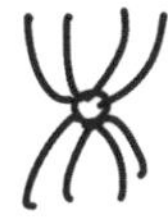

きゅっ！

臍帯相互巻絡
血行障害で死亡リスク有り

３つの双胎に共有のリスク

① 胎盤が大きい（倍あります）ホルモンも多い → **妊娠悪阻リスク**

② **早産リスク高い**

大きく伸びる

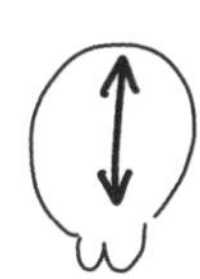

子宮への刺激も大きく収縮しやすいし、
頸管も短くなりやすい

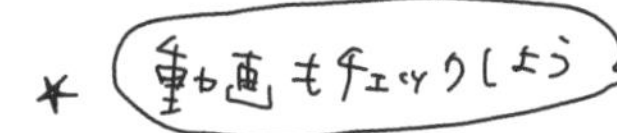

半数が37w未満に生まれる

法律もおさえよう!!

＊ 動画もチェックしよう

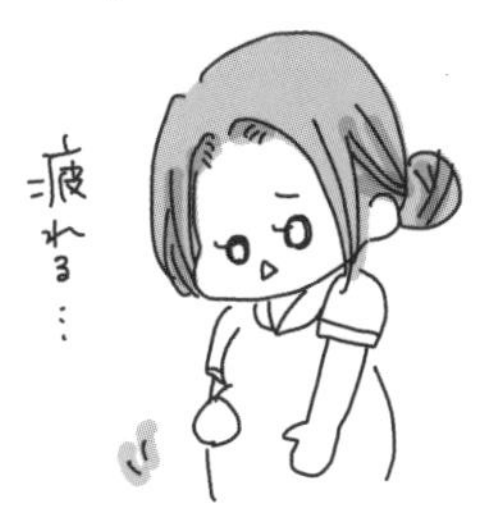

妊娠後期は赤ちゃんの体重が
毎日＋250g増えます。血液量も最大と
なり、お腹が大きくて疲れやすいです。

↓ 申請

母子を守るため、労基で産前の休暇が
とれることになりました！

単胎　6w前（34w～）

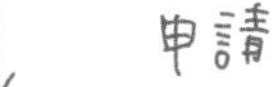

多胎　14w前（26w～）

同じくらいの
お腹の大きさに
なるよ～!!

お腹がとても大きくて、もっと疲れやすいよ

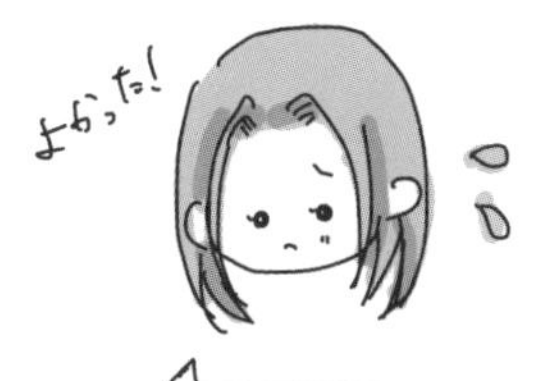

でも…お金が心配
働いてない間って
どうすれば良いの？

→ 産休中は医療保険（保険証の
発行元）から出産手当金（給料2/3）
がもらえるので大丈夫です!!

第7章 異常な妊娠と看護

テーマ 50 妊娠と感染症

ほぼ全て胎盤感染だと思って😊！

産道で出るのは→ B型肝炎、ヘルペス、GBS、クラミジア
母乳で出るのは→ HTLV-1、HIV　これ以外は胎盤でOK

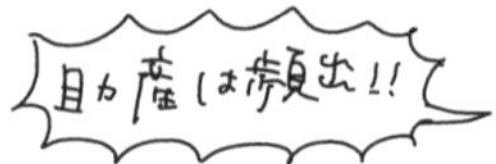

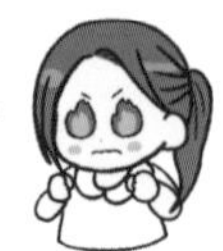

まずは TORCH（トーチ）症候群

T　トキソプラズマ　ネコの糞や生肉に含まれる
テスト 母体の初感染で児への感染確率アップ！
児は水頭症（頭ブヨブヨ）になっちゃうよ！

O　Other＝その他、**梅毒**を指すことが多い！
梅毒トレポネーマという菌なので **抗菌薬**（ペニシリン）使う
児は先天性梅毒になるので **出生後に先天感染チェック**

R（ルーベラ）　**風疹**　初期感染すると、ほぼ100％児に感染する
感音性難聴、白内障、心室中隔欠損
母体 ｛ 16倍未満は抗体なし、産後ワクチン打つ
32～128倍は充分な抗体あり
256倍以上は最近の感染を表している

C　サイトメガロウイルス　子どもの鼻水などに含まれている
不顕性感染（感染しても症状はない）が多い、**難聴**になる

H　ヘルペスウイルス
産道感染して、新生児ヘルペスに！死亡リスク高く帝王切開する

GBS：group B Streptococcus（B群溶血性レンサ球菌）
HTLV-1：human T-cell leukemia virus type 1（ヒトT細胞白血病ウイルス1型）
HIV：human immunodeficiency virus（ヒト免疫不全ウイルス）

B型肝炎（頻出）

産道感染で児がキャリア（保因者）になる！

→発症すると肝硬変→肝細胞がんになる

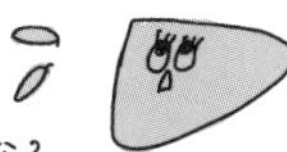

なので予防のため↓

出生直後（12H以内）

抗HBsヒト免疫グロブリン筋注
B型肝炎ワクチン皮下注

動画もチェックしてね

＋1、6ヵ月の時 B型肝炎ワクチン皮下注

GBS（B群溶血性レンサ球菌）

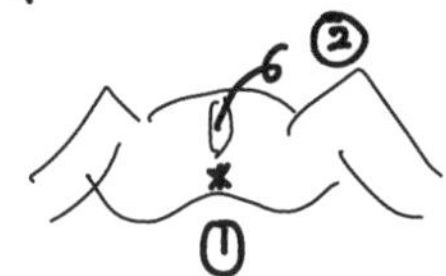

妊娠後期に検査、基本肛門部にいるので、
①肛門部を綿棒でこすって＋②膣もとっていく

産道感染で敗血症や髄膜炎リスク有!!

陣痛発来、前期破水でペニシリン投与
4H毎に点滴するから、GBS(＋)は早めに来院促す！

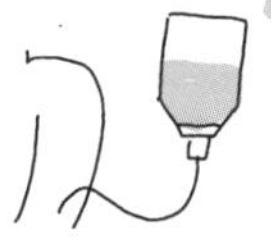

HTLV-1（ヒトT細胞白血病ウイルス）、HIVは母乳感染
一度冷凍した母乳をあげる or 母乳をあげない！

ヒトパルボウイルスB19

伝染性紅斑（りんご病）になるウイルス

他の大多数と同じで、経胎盤感染で初感染は感染リスク大!!

テーマ5の免疫を思い出して

抗体産生

まずIgM（今の感染で↑）
次にIgG（過去の感染）

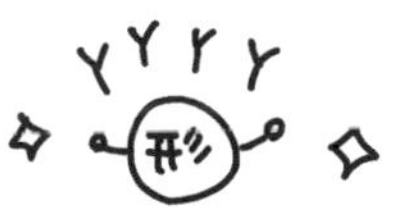

抗体検査は必ずIgMとIgG両方を計測する！
IgGが高くても過去の感染なので問題ないことが多いど！

全ての検査で共通

助産師国家試験の必勝法

１年しかない方が多い助産学生、楽しんでいますか？　覚えることも多く、実習もオンコールや夜勤がある方が多く「国試どころじゃない！」そんな方も多いのではないでしょうか？

看護の時と違い、国試には必修がなく、さらに合格点も毎年87点がボーダーです（不適切などで多少ずれますが）。この意味がわかりますでしょうか？ **「難しい年でも、簡単な年でも忖度（調整）はないよ」**ということです……！　看護師の時には「この年は難しかったから、ちょっと甘くみてあげよう」という忖度が入りますが、助産師は皆無です。なので国試当日までは絶対に気が抜けない。それが助産師国家試験です。

でも実習は遅い方では１月まで行っている方もいて、国試勉強に２週間～１ヶ月程度しか時間が割けない！という方も多いのでは？ **私のおすすめは本当に４月から国試勉強をコツコツすることです。**私は実習中のお産がない時の空き時間は、全て国試勉強に当てていました。ですが勉強していて思ったのが「本当に参考書がない！」ということです。看護師国家試験の時にはたくさんの参考書があり、自分にあったものを選ぶことができました。でも助産は参考書はほぼなく、あったとしても根拠が詳しく書いてあるものは皆無です（ページの都合上、さらっとしたものになっていることが多い）。これは本当に辛かったです。

なので、いつか絶対に、助産師国試にも使える参考書を根拠を入れて作るぞ！とずっと思っていました。その夢や私の思いが詰まったのがこの本です。実習で忙しい中で、根拠やポイントも押さえた参考書。実習では正常分娩しか受け持たないので、どうしても異常分娩が弱くなったり……帝王切開や無痛などもほぼ経験できない方も多いですよね。そんな方のために就職してからも使えるような根拠をたくさん入れてあります。たくさん頑張ってきた皆さんの最後の砦である「助産師国家試験」必ずいい結果を残してきてください。少しでもお力添えができると、本当に嬉しいです。

第8章

分娩期と看護

さあ！ここは助産師の本番！そして試験で１番の頻出項目です。逆に看護の方は一般にちょっと出るくらいなので「そうなんだ」と理解しながら看護で１番の頻出項目の産褥期へ繋げていただきたいです！

ですが、実習では大活躍すること間違いなしの分野です。特に回旋は助産師の腕の見せ所。内診した時の指２本で回旋を診断し、分娩が正常か異常か判断しなくてはなりません。そのためには正常はもちろん異常も理解する必要があります。こんな偉そうに言っていますが、私もしっかり理解できたのは就職後でした。その時に「こんなふうに教えて欲しかったな」と思ったまとめ方をしてみました。本当に難しいので、動画とあわせて何回も、何回もみてください。

CTG

レオポルド触診法でまず位置をチェックする

第1段＝胎位を調べる

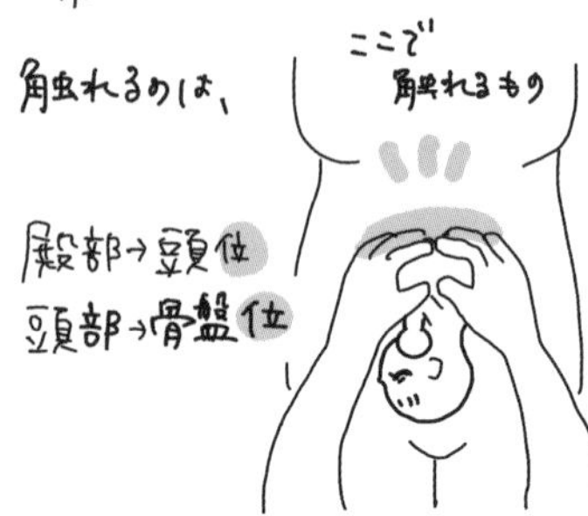

向きを見る

第2段＝胎向を調べる

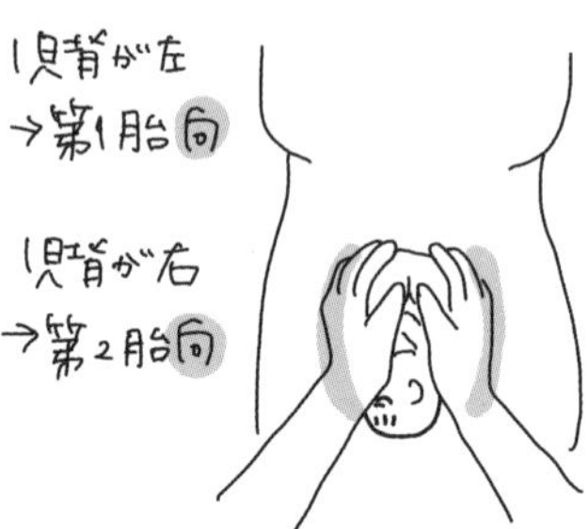

第3段＝下降度を調べる

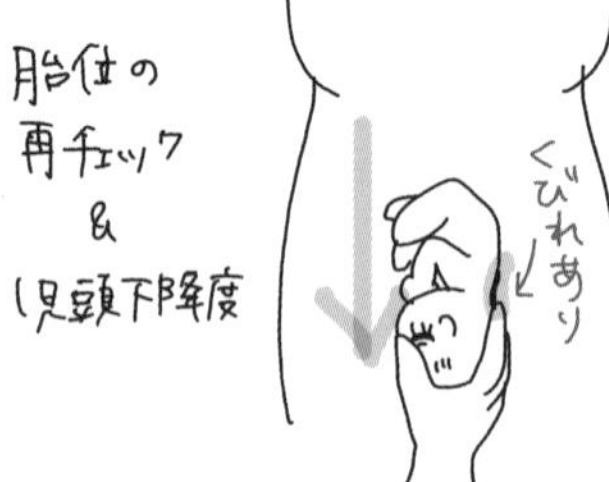

第4段＝下降度を調べる

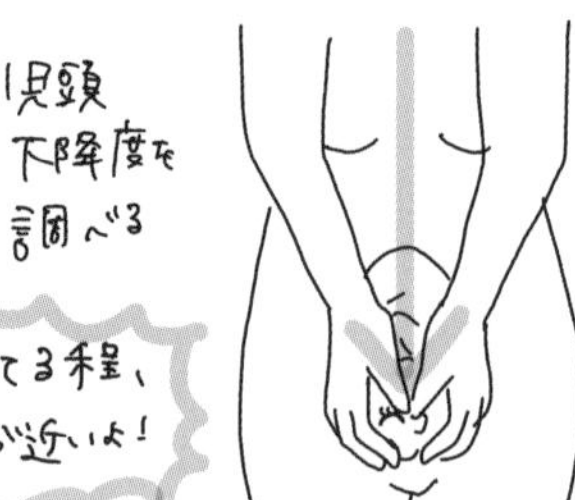

(大体子宮底)
子宮収縮

胎児心拍
(児背にセット)

↓ これらを元にCTGをセットする

胎位胎向によって、セット位置が変わる

子宮底

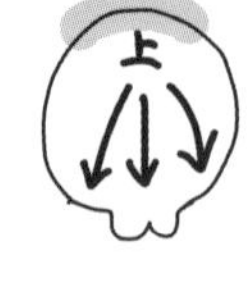

陣痛トランスデューサベルト

陣痛（子宮収縮）は子宮底から徐々に下に移動していくよ!!

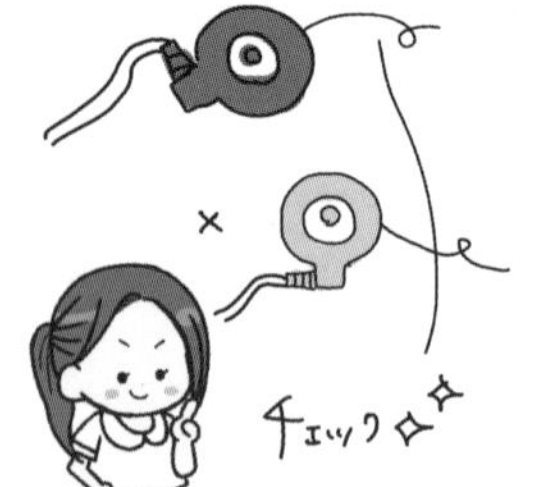

心音トランスデューサベルト

児背にセットするので分娩時はこちらも徐々に下に移動していく！

CTG：cardiotocogram（胎児心拍数図）

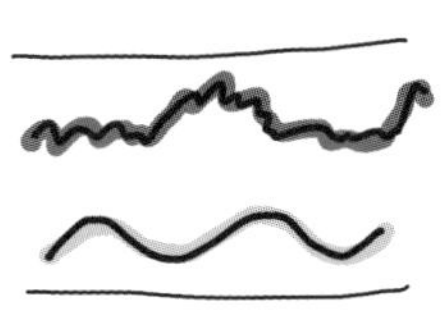

胎児の心拍 (上)

お母さんの子宮収縮 (下)

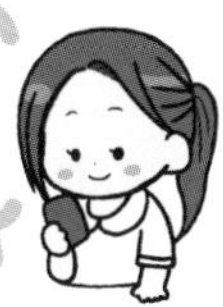

心拍でチェック（児の予備能力、健康を評価）

1、基線 110-160 bpm → 全身に血液が回っているか
心臓小さいので、回数必要！

2、基線細変動 → 胎児の中枢神経（脳と脊髄）が起きていると捉れるよ！

3、一過性頻脈 → 胎動で（＋）になることが多い！
胎児は20分寝て→20分起きる！

4、一過性徐脈 → 3つは必ず覚える。特に危険なのは遅発

早発 ○ 児頭圧迫

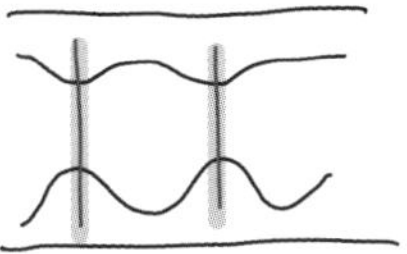

一致。緩やか。

変動 △ 臍帯圧迫

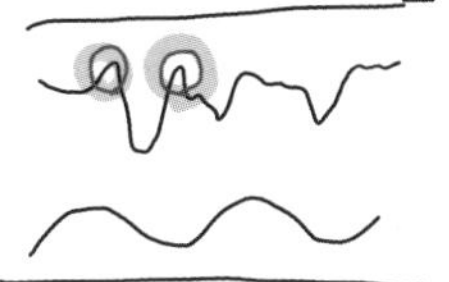

一致しない。急。ショルダー有。

遅発 × 子宮収縮に胎児が耐えられなかったら

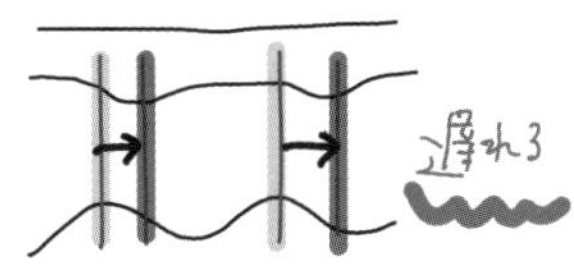

少し遅れる。緩やか。

「肩」って意味

帝王切開になるかも！
Opeの準備しよう

動画もチェックしてね☺♥

助産組は関連図もチェック☆

第8章 分娩期と看護

テーマ
52 分娩の3要素（胎児付属物）

どんなに急ぎで入院してきても、3要素＋感染はみてます!!

① 胎児＋胎児付属物

胎児：推定体重（平均3,000g）低出生じゃないかな？
BPD（児頭大横径）90超えると経腟 時間かかりそう
CTG（テーマ51）陣痛に耐えられそうかな？ など
回旋などはテーマ54、55へ!!

付属物：胎盤 500g、臍帯 50cm
大体「5」
生まれる前から胎児の状態が悪い時は、胎盤に何かあることが多い（石灰化など）
羊水 500ml（32wが循環血液MAX!! 8ヵ月は800ml）
混濁してるとMAS（テーマ80）に注意

② 産道

骨産道（骨盤）：身長150未満は骨盤狭い人が多く、CPD（児頭骨盤不均衡）疑う!!

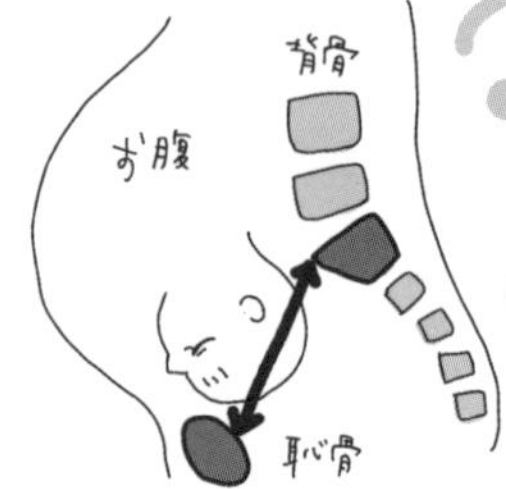

産科的真結合線
恥骨と背骨（岬角）を結ぶ線、平均11.5cm
9.5cm未満は狭骨盤！ 児頭は9-10cmくらいあるので、経腟で産まれにくくなるよ〜

レントゲンで狭骨盤かチェックするのが**グースマン・マルチウス法**
触診で確認（恥骨と児頭の位置関係をみる）のが**ザイツ法**

軟産道：子宮頸管や腟など、高齢になるほど柔らかさが減って強靭になるため産まれにくくなる

MAS：meconium aspiration syndrome（胎便吸引症候群）
CPD：cephalopelvic disproportion（児頭骨盤不均衡）

③娩出力（陣痛 第1期で使う、腹圧 第2期で使う）

陣痛：10分に1回
60分に6回以上
）すごる子宮収縮

分娩第1期のスタートです！

陣痛は逃げちゃう！お産が進むよう、波に乗せてく!!

そのためにできる助産ケアは…

1、産婦の体力を保つ

食事（糖質をとろう！）

飲水（脱水予防の意味も大きい）

睡眠（部屋を暗くしたりする）

2、骨盤誘導線にのせる

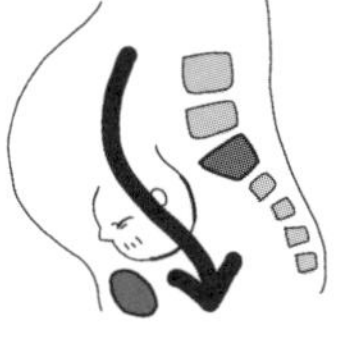

生まれる道にのせる

・アクティブチェア

・スクワット とか

3、ツボ

内果（くるぶし）の4横指の上

三陰交が有名

他にも **合谷** というツボもあるよ！

4、子宮収縮を妨げない

膀胱に尿がたまると子宮が伸びちゃう！

2-3時間ごとの排尿（か導尿）

5、血液循環を促す！

子宮に血液（O_2）をあげて元気にする

- 足浴、温罨法
- 階段昇降、歩行
- シャワー、入浴 など

6、オキシトシンを使うことも

陣痛ホルモンを薬剤へ！

過強陣痛（強すぎて子宮破裂）に注意で **輸液ポンプ使用**

必ずCTGを行っていく!!

初産子宮口10cm
経産子宮口7cm **で分娩室へ！**

（それまで陣痛室）

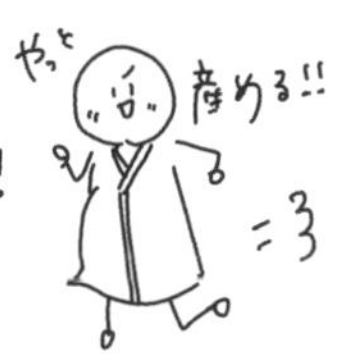

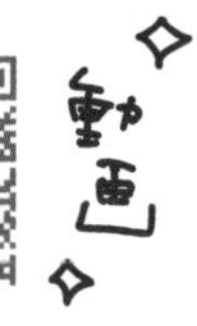

テーマ
53 分娩第2期と看護

子宮口10cm（全開大）〜児の分娩まで！

ここで分娩の3要素の"娩出力"の**腹圧**を使っていくよ!!

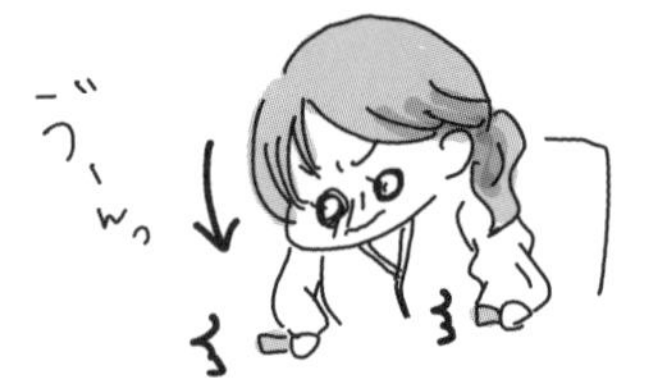

顔の血管切れないように、目を開ける

レバー握る!!

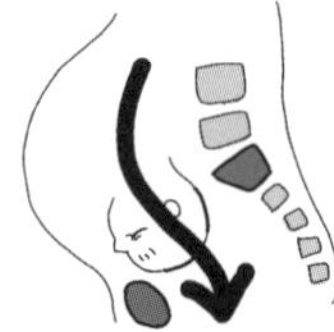

トイレ（排便）の方向に力を入れていく!! これで児の娩出を助ける!

この後におこることを、順番に覚えていこう!!

① 破水

テーマ46も参考に!!

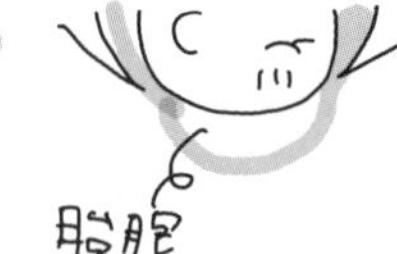

子宮口10cmの時におこるのが**適時破水**

破水しない時は人工破膜

私は人差し指で破膜してた

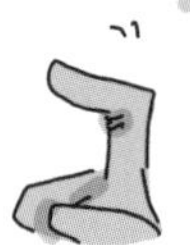

② 排臨（出たり入ったり）→ ③ 発露（出っぱなし）

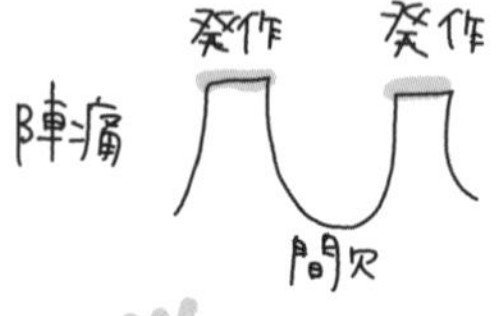

発作で出る

間欠で入る

まだ**努責かける!**

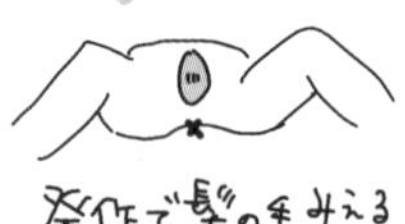
発作で髪の毛みえる

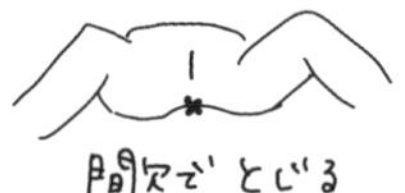
間欠でとじる

ここまでは肛門保護して破けないように!

排臨5-6回くらいして発露

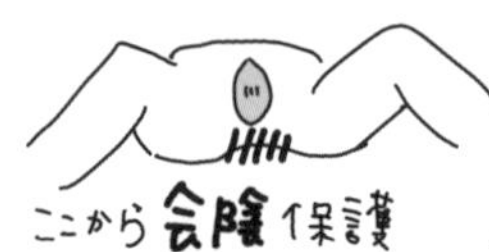
ここから**会陰保護**

ここで努責やめる
短息呼吸に!

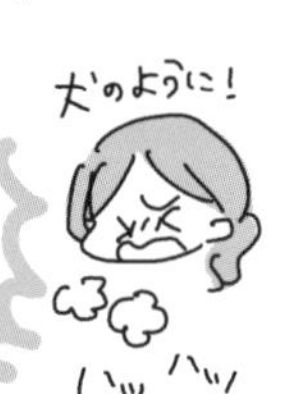

力入れたら児が飛び出ちゃうよ!!

④ 児の娩出

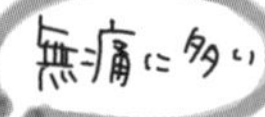

吸引とか鉗子分娩については、テーマ66の無痛で見ます!

難しいので、動画もチェックしよ

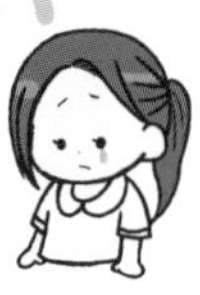

テーマ
54 回旋

第1前方後頭位

左 正常のことです!!

第1は左に児背がある＝左手で表現
第2は右に児背がある＝右手で表現

① 第1回旋＝うなずく

これで小さい後頭が先進

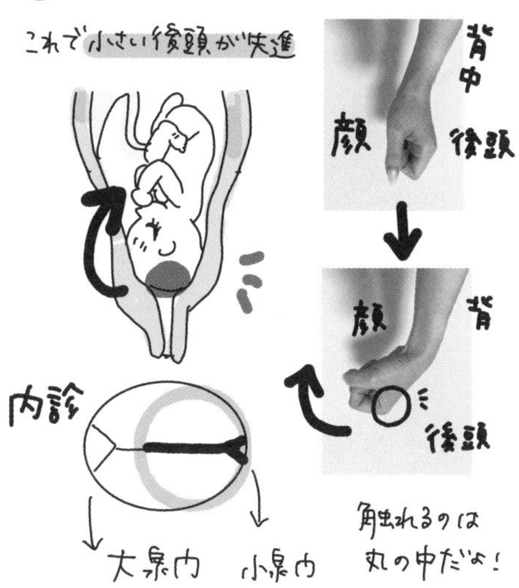

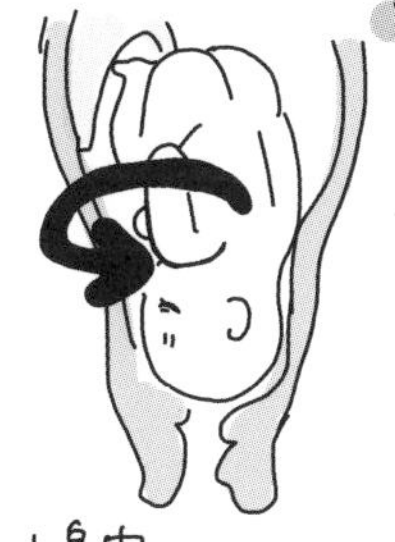

② 第2回旋＝くるっとする

骨盤狭部(狭い所)が縦型なので、頭も縦にするよ!!

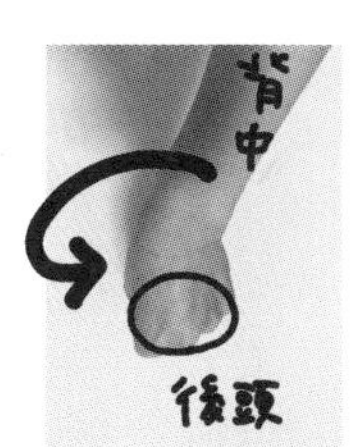

小泉門

児背が母体の腹側を向く

矢状縫合

③ 第3回旋＝上を向く

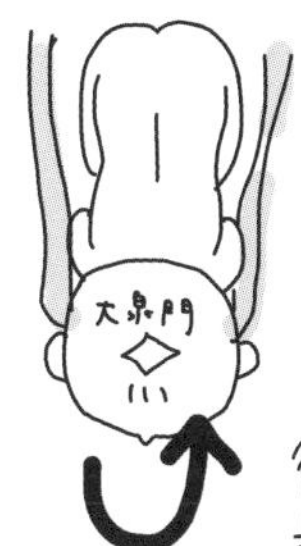

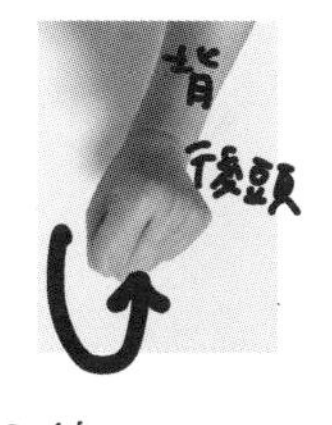

後頭結節まで出たら上を向く
もう腟の外に出ているよ！

④ 第4回旋＝第1に戻る

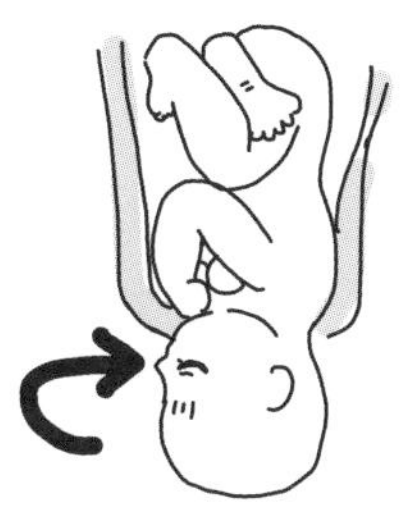

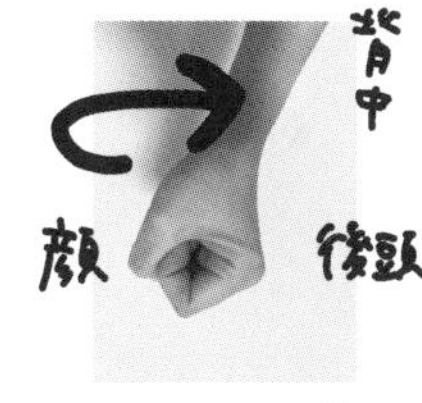

自然に起こるよ!!

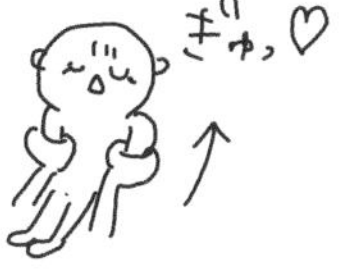

MWがベビーの腋に手を入れて、小さくして娩出します

(腟内を傷付けないため)

動画もチェック★☆

MW：midwife(助産師)

第8章 分娩期と看護

テーマ

55 回旋の異常

第1回旋の異常（うなずく×）まとめて反屈位とも言います！

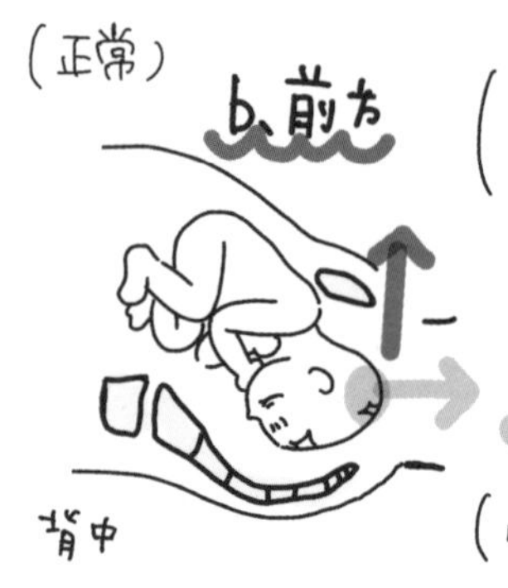

（お腹側を向く）

α：後頭位

（小泉門先進）

児頭のα頭部が進行方向を向いている
それが母体のb方向（前方：お腹）を向いている
これが**前方後頭位**です!!

小泉門が先進すると、
小斜径（32cm）
頭の1番小さい部分が骨盤を通るので、分娩がスムーズに進行しやすい ◎

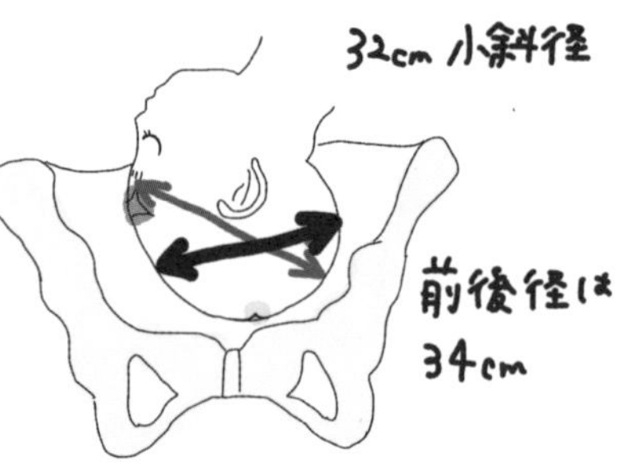

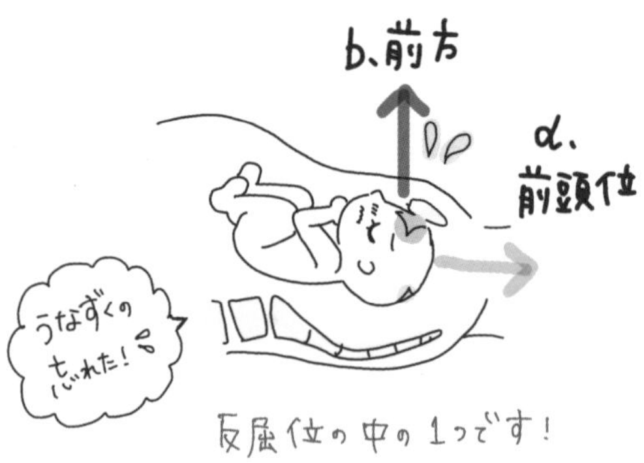

反屈位の中の1つです！

前方前頭位では、
前後径（34cm）が
先進する。先進部が
大きくて恥骨に引っかかる
ため、分娩が遅延
しやすい（国試頻出）

動画もチェック!!

ここは助産国試の範囲（看護と入試々）

内診で回旋異常に気付くのが助産師だよ!!

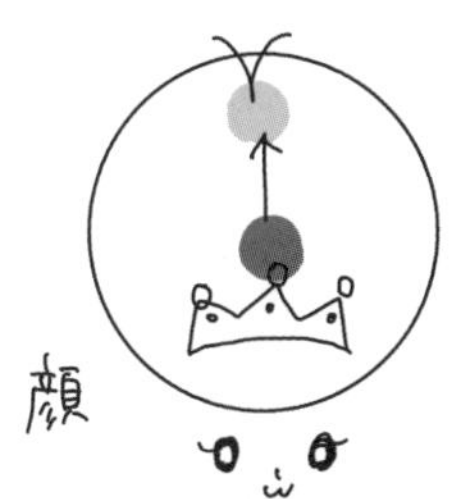

人(ラムダ縫合)
矢状縫合
冠状縫合

小泉門(後頭)
大泉門(前頭)
普通は内診では触れない!

左が児背

第1前方後頭位(うなずいていて、小泉門が先進)

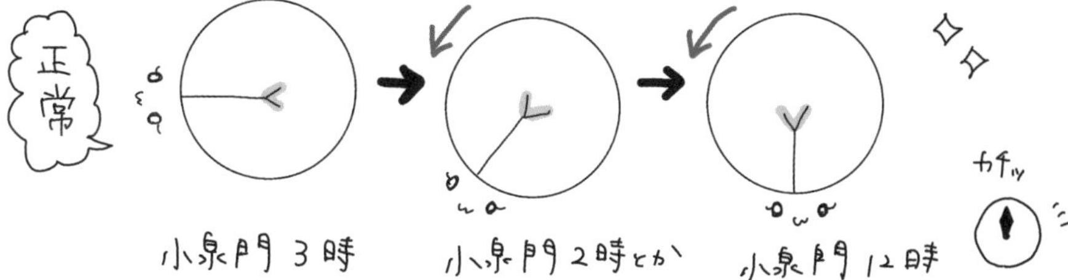

第1前方前頭位(うなずいてなくて大泉門が先進)

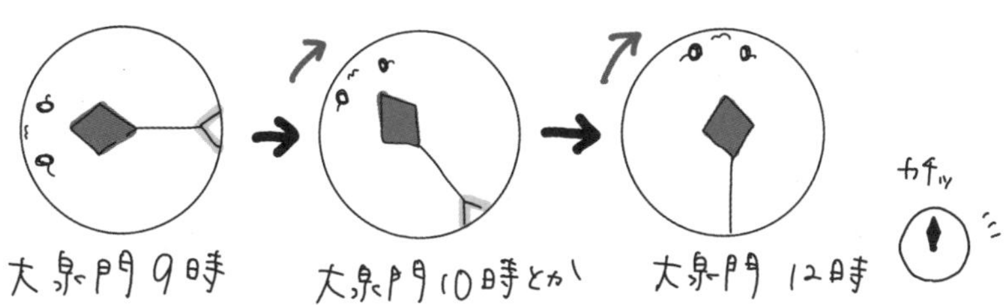

第1も第2も×!!

第1回旋がなく、うなずいていない。
+ 第2回旋も反対側に回転している(詳しくは次ページ)

第2回旋の異常（回る）

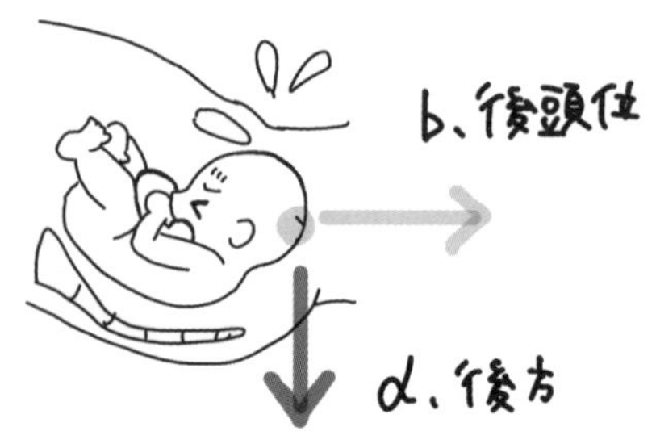

後方後頭位（第2だけ×）

逆回転した状態。

児背が母体の背側（背中）を向く！ 児頭が恥骨に引っかかり、分娩遷延する

第1後方後頭位（うなずいていて、小泉門が先進）

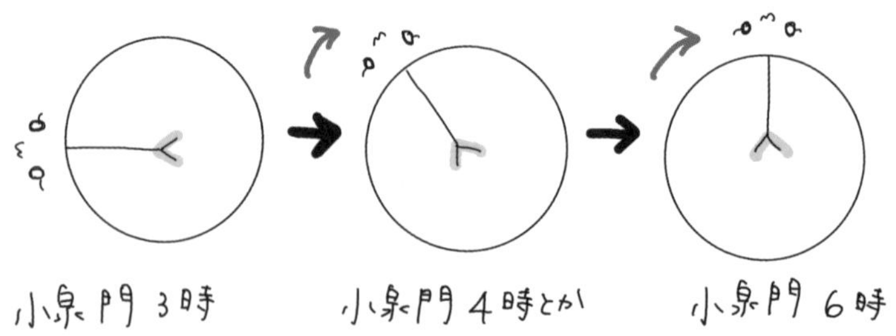

低在横定位（第2回旋が停止）

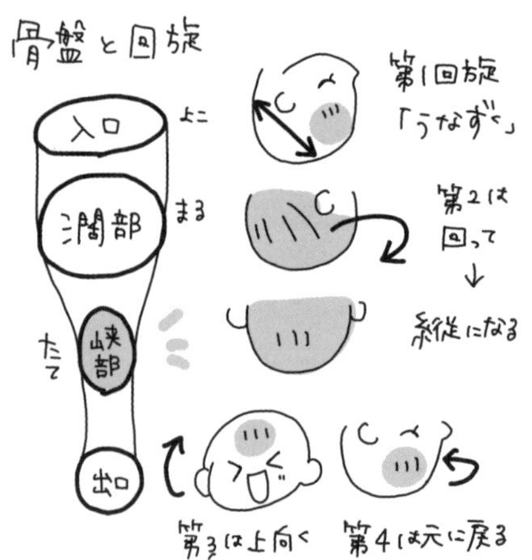

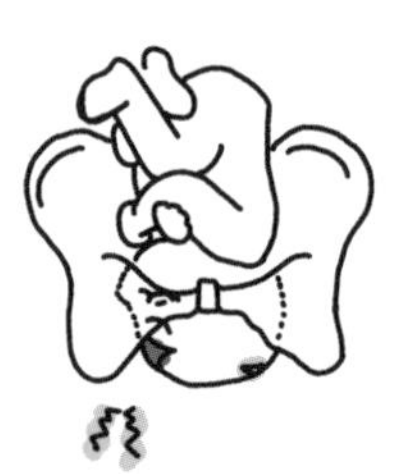

骨盤狭部通れず、分娩が停止

子宮口

矢状縫合が横径に一致

帝王切開となることも多い!!

テーマ 56 不正軸進入

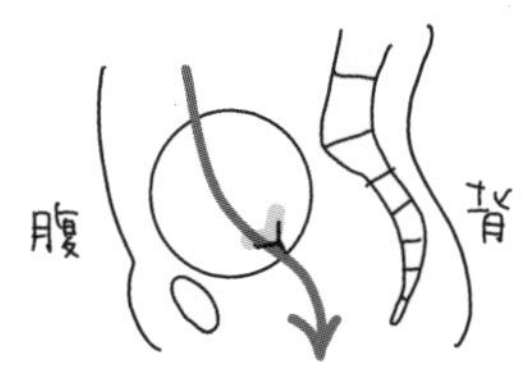

出産する時には骨の形（骨盤誘導線）に沿わせると、児頭は下降しやすい（便をする方向と同じです）

回旋ではなく、進入の異常です！

骨盤誘導線からずれることを**不正軸進入**という（分娩遷延しやすい）

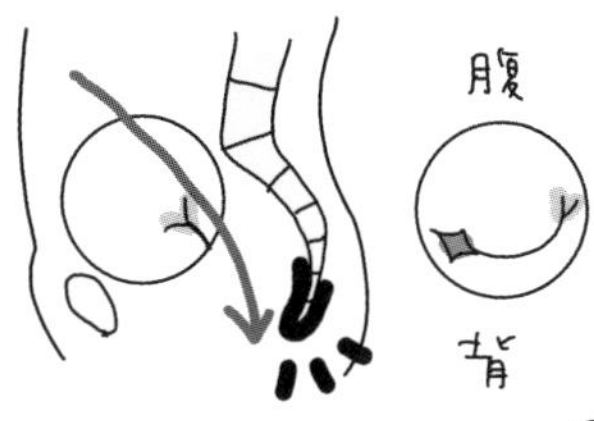

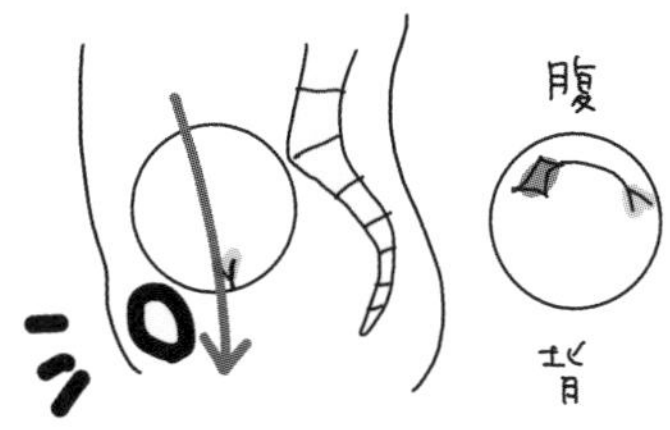

・前頭頂骨進入 広
児頭が仙骨に引っかかる。
遷延するが、経腟可◎
後ろ行きすぎ！って状態

・後頭頂骨進入 狭
児頭が恥骨に引っかかる。
そのままでは生まれません。
前に行きすぎ！って状態

異常の時の対応

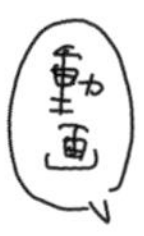

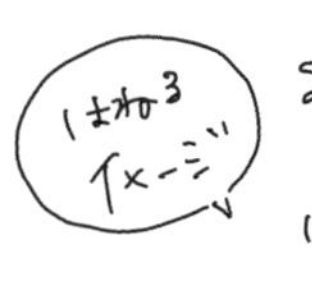

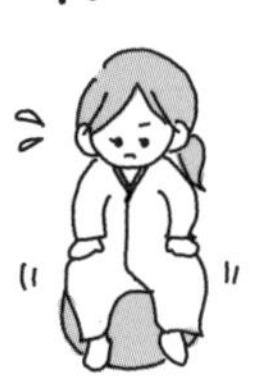

重力からベビーを解放

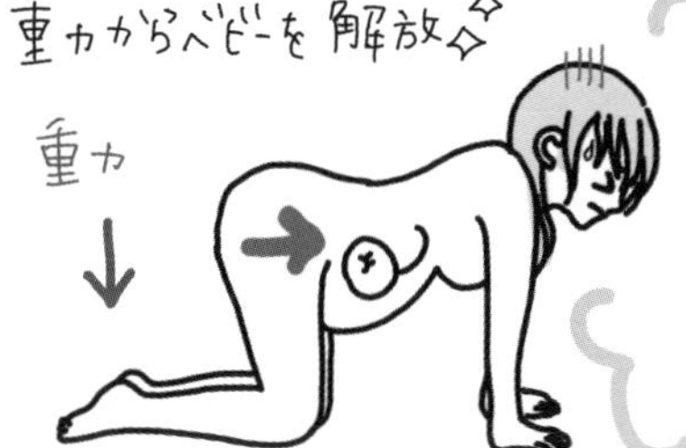

回旋や進入の異常は、一度骨盤から児頭を外すことが大切！
四つん這いや、バランスボール（はねて、児頭を外す）が有効

第8章 分娩期と看護

テーマ
57 分娩体位

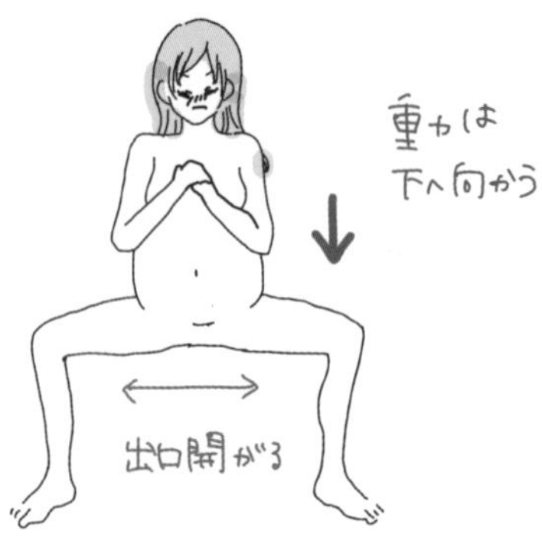

蹲踞（そんきょ）位（スクワット）

骨盤誘導線に重力がのり、
分娩が進行しやすい◎

↓ 代わりに

外陰部に重力がかかり、
浮腫が生じやすい

出血もしやすいので、注意!!

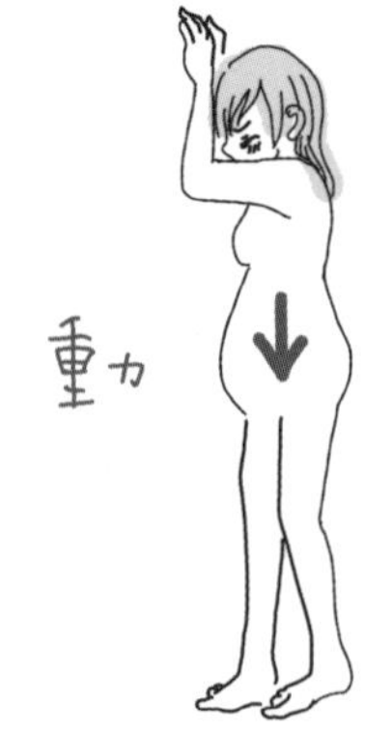

立位

骨盤誘導線に重力がのり、
分娩が進行しやすい◎

座位も良いです

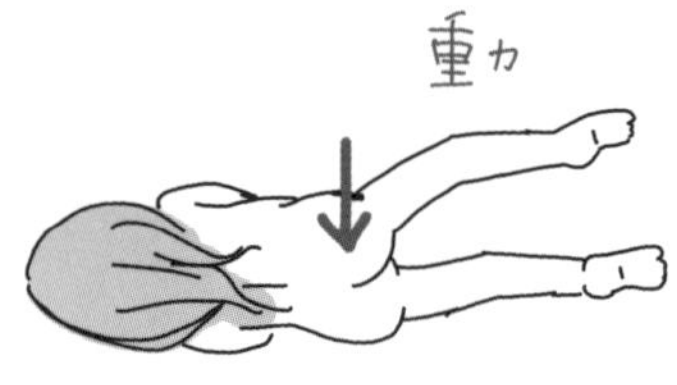

側臥位

基本は左側

重力が会陰にかからず、浮腫が
生じにくい → 肩甲娩出スムーズ◎

☆動画もチェック★

実は仰臥位は出産しにくい体位
なんです！でもお下の状態がハッキリ
分かるので、合併症などに気付きやすい
ので日本では主流だよ✧

分娩までは
坐位にしたりする！

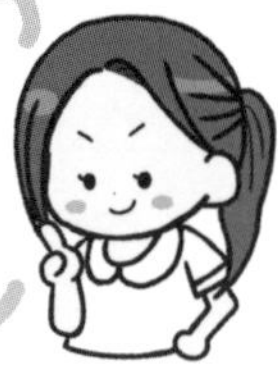

仰臥位側面介助法

第1前方後頭位の、仰臥位分娩介助（側面介助法）

産婦さんが　助産師が前に立って介助する

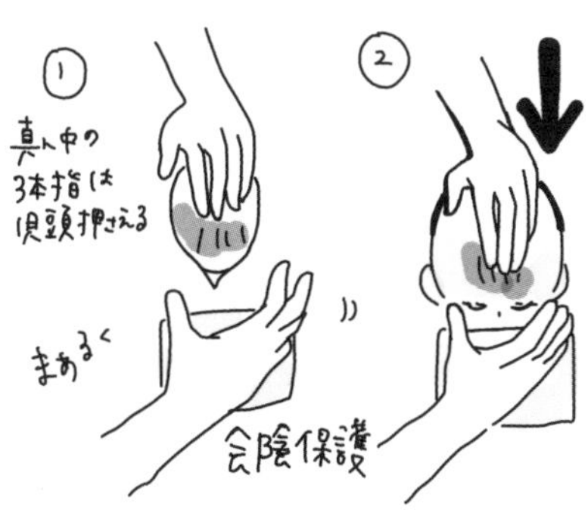

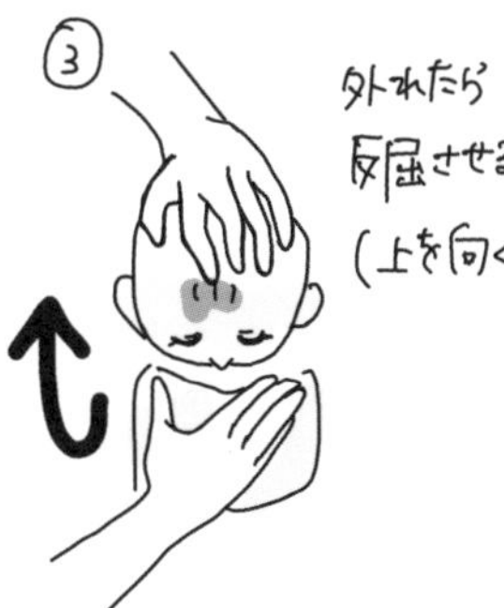

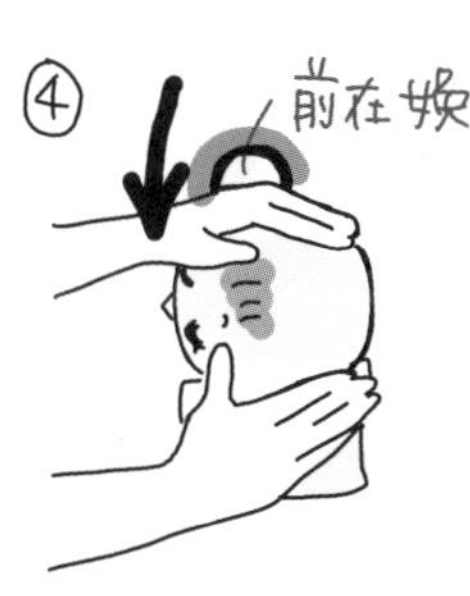

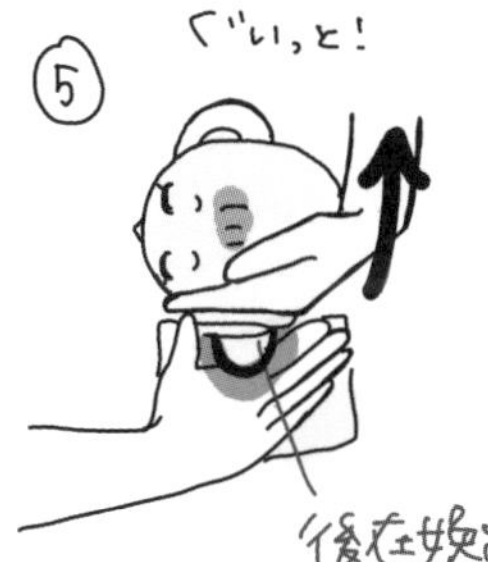

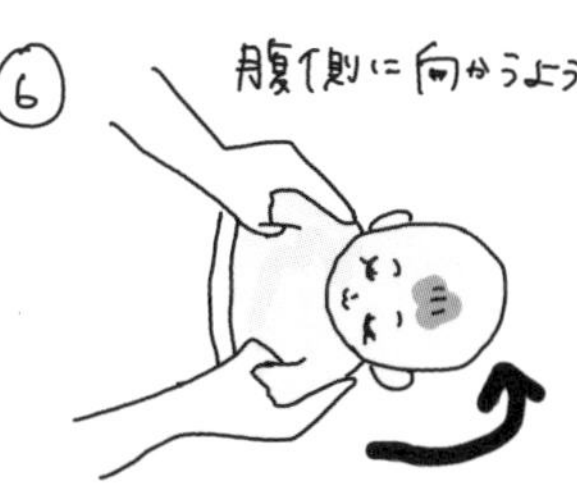

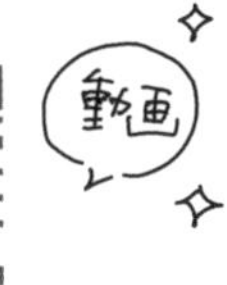

助産師側からみた回旋状態

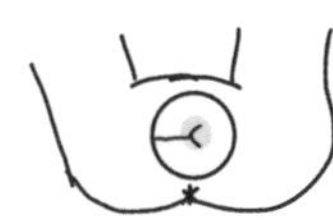

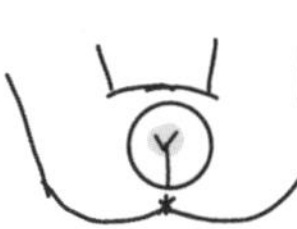

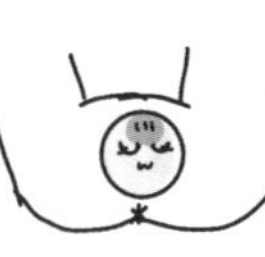

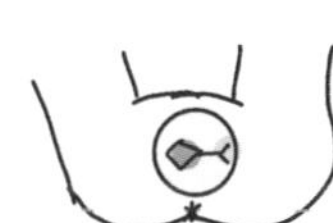

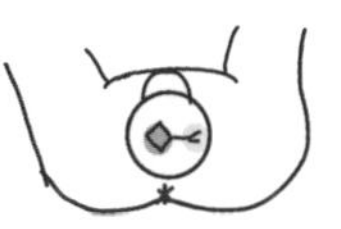

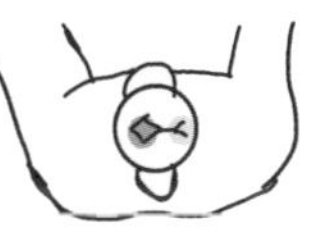

テーマ 59 左側臥位での分娩介助法

第1前方後頭位の、左側臥位での分娩介助

①

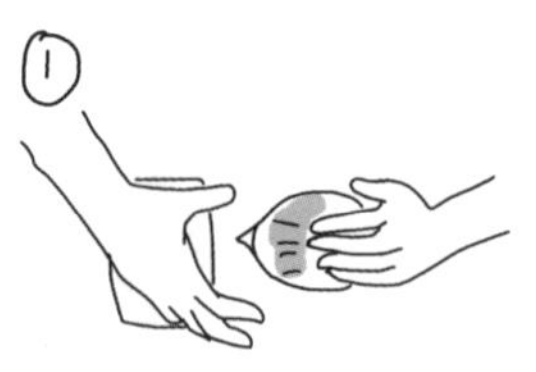

②

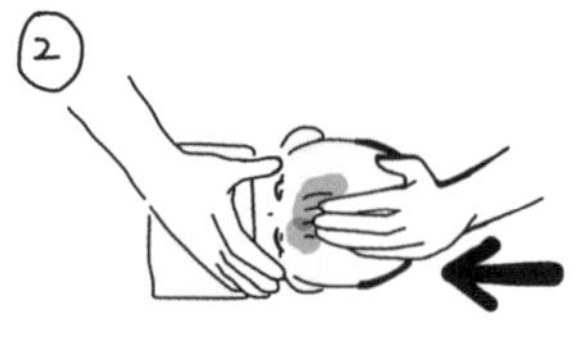

会陰側に押す

③

重力は下

左側大陰唇裂傷に注意！

④ 第4回旋してから

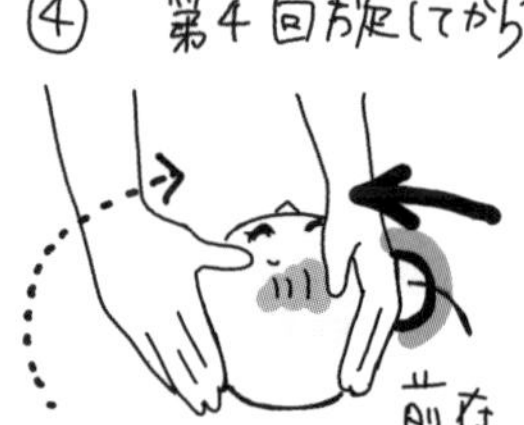

会陰側に押す

⑤

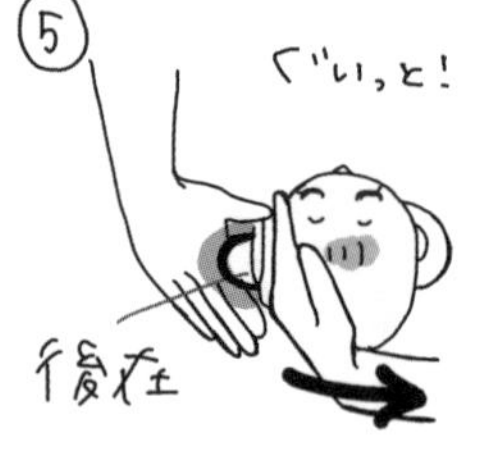

恥骨側に押す

⑥ 腹側に向かうように

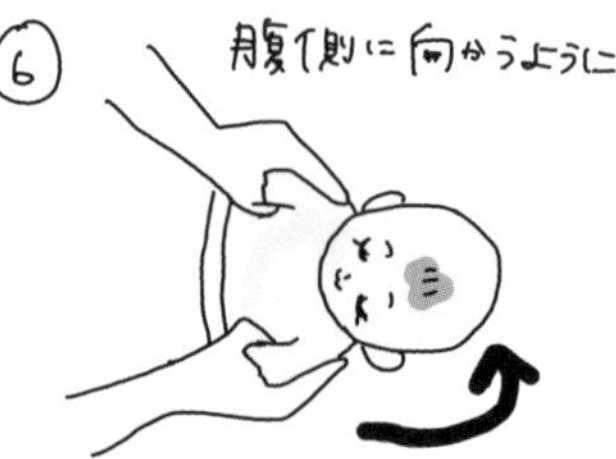

骨盤誘導線に沿って娩出する（腹側に向かうように）

助産師側からみた回旋や状態

第1回旋

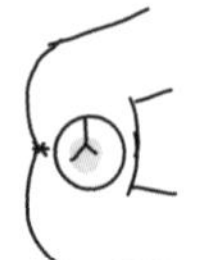

第2回旋

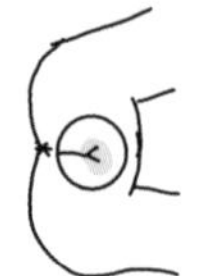

第3回旋

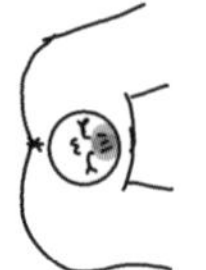

第4回旋

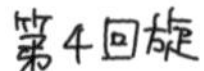

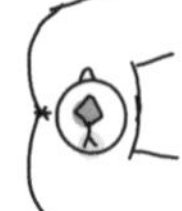

前在娩出

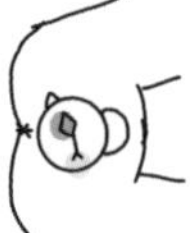

後在娩出

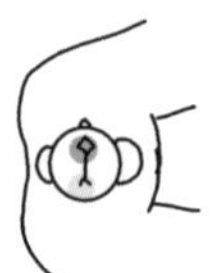

児の娩出のため、上側（右足）を持ち上げてスペースを確保する

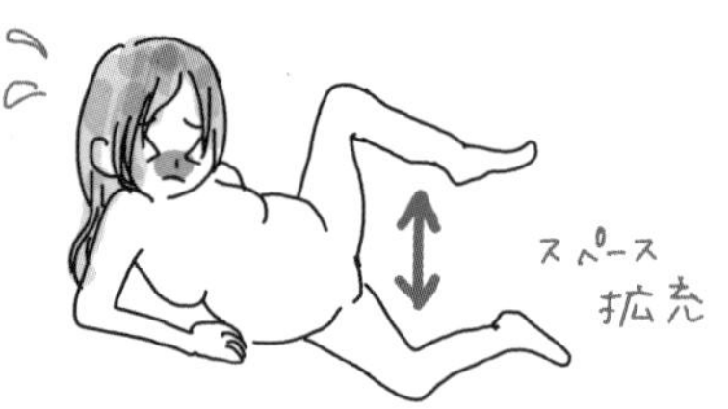

介助者にプラスして、
右足を保持する人も必要となる

テーマ
60 胎児の下降度

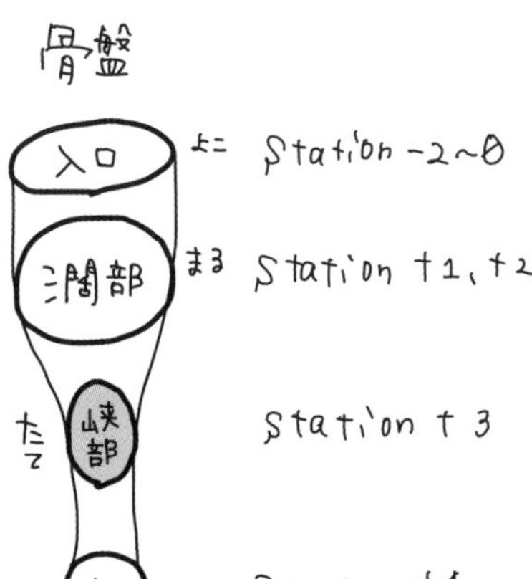

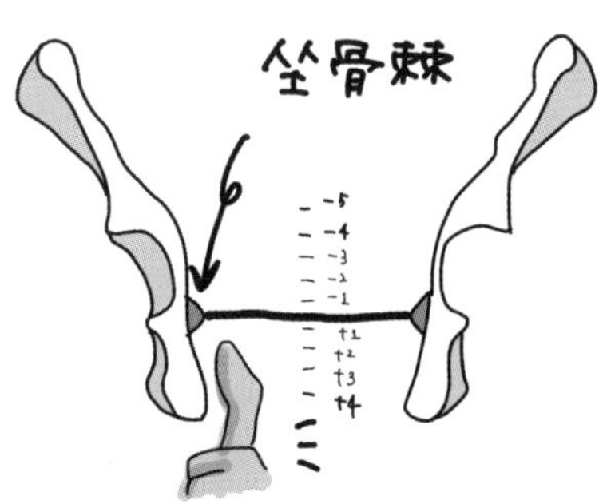

内診の時にチェック

坐骨棘を基準にStationが決まっているよ!!

助産は国試前に暗記しよう!!

Station	児頭最大周囲径	恥骨結合後面	坐骨棘
−5〜−3	骨盤外	全部触れる	触知可能
−2〜0	骨盤入口部	2/3触れる	触知可能
+1，+2	骨盤濶部	1/2触れる	触知可能
+3	骨盤峡部	下縁が触れる	触知不可能
+4，5	骨盤出口部	触れない（排臨）	触れない（排臨）

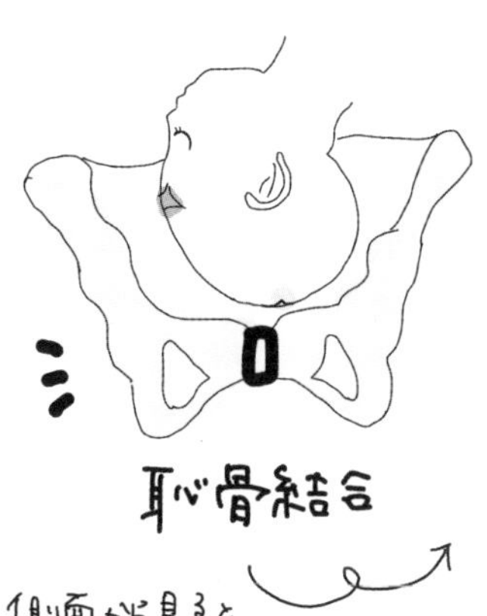

側面から見ると

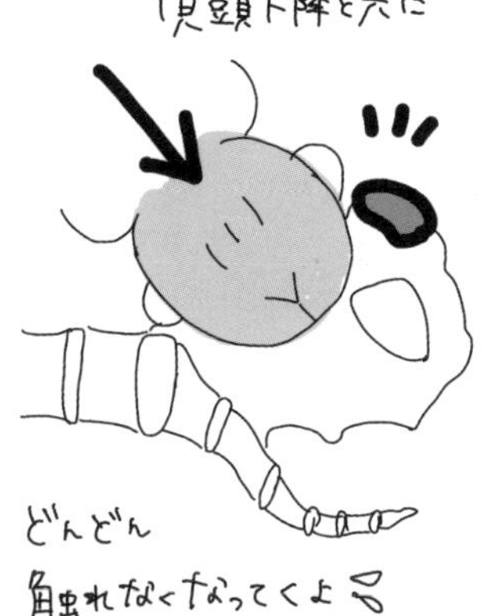

児頭下降と共に

どんどん触れなくなってくよ

動画もチェックしよ!!

テーマ 61 分娩期の身体の変化

努責で変化していく!!

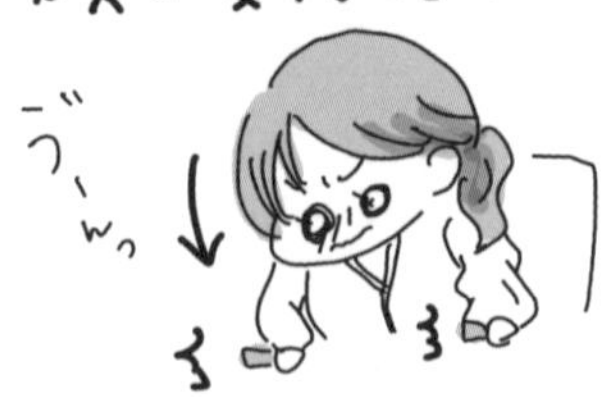

バイタルは…

体温 ＋0.1〜0.2℃度、38度こえない!
あまり高いと感染を疑う!!

呼吸 疼痛で↑、21-28回/分
アドレナリン↑

痛みで呼吸回数がもっと増えたり、深くなると**呼吸性アルカローシス**

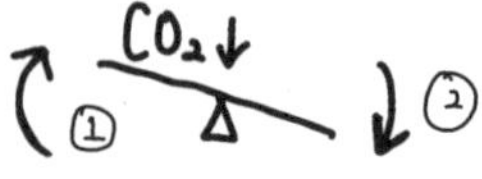

酸性のCO_2を吐きすぎて、体がアルカリに傾く
手が痺れたり、頭がボーッとする… 口にタオル当てて!

脈は100-120回/分、**血圧** 150mmHgはこえない!!

仰臥位低血圧症候群に注意

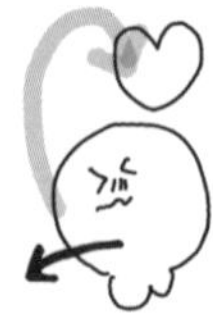

下大静脈を子宮が圧迫
心臓に戻る血液減って、
血圧が低下するよ!!

嘔吐中枢も刺激

色々な説があるけど、子宮底収縮による上腹部刺激により生じると言われており、**分娩進行が速い**産婦によく見られる!

泌尿器系も圧迫されている!!

- 尿は神経圧迫されて、**尿意↓**
- 膀胱に尿がたまると子宮が圧迫されて子宮拡張!収縮しにくくなるので、**2-3H毎排尿**
- 排尿できない時は**導尿**
  尿道は非妊時3-4cmだが、圧迫されて**8-10cm**に伸びてるよ!

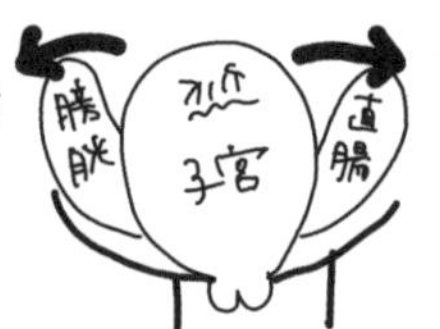

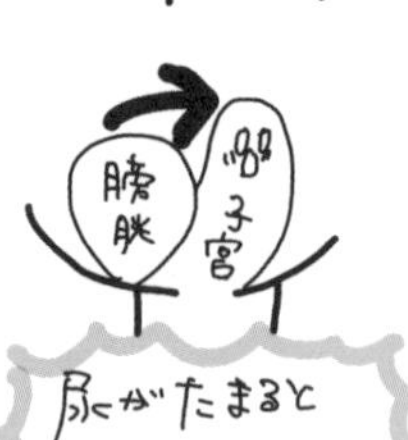

- 直腸も圧迫され、
  排便 大腸菌あるので、すぐとってあげて!
- 骨盤内の血管も圧迫!
  → **痔**になりやすい

テーマ 62 産科ショック

血液が多くなっているので、助産は出血量も多い!!
どれくらい出血したか予測できるよう**SI**と**DICスコア**を覚えよう

SI（ショックインデックス）＝心拍（脈拍）÷収縮期血圧

出血が多いと、

回数で補おうと頻脈に!!

でも血液減ってるので、血圧は下がっていく
巻きっぱなし！

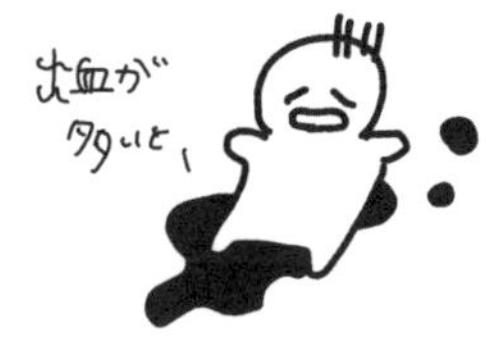

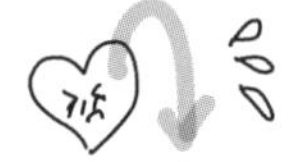

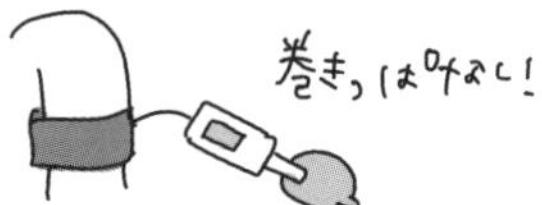

SI 0.5	例：脈拍60÷血圧120	**出血1000mL以下**
SI 1	脈拍100÷血圧100	**出血1500mL以下**
SI 1.5	脈拍120÷血圧80	**出血2500mL予測!!**
SI 2	脈拍140÷血圧70	**出血2500mL以上!!**

危機的出血 SI1.5は危ないライン!! まずここを覚えて！

他にも**DICスコア**（播種性血管内凝固症候群になりそうなもの）を使用 まずは2つリスクが高いものを覚えよう!!

早剥（テーマ45）と**羊水塞栓症**がリスクが高い!!
死亡率高いよ

羊水（半分は夫）が体に入って、アレルギーで血管が溶けるイメージ

出血した時は、酸素投与!!

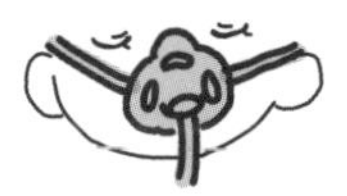

O_2を運ぶHbが減ってる！

用手圧迫もする

子宮を中と外から圧迫して止血する!!

動画もチェック！

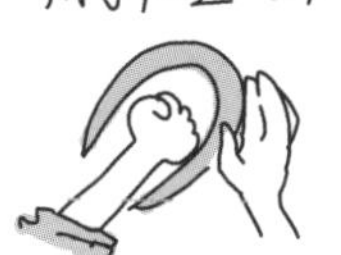

SI：shock index（ショック指数）

テーマ 63 新生児蘇生法

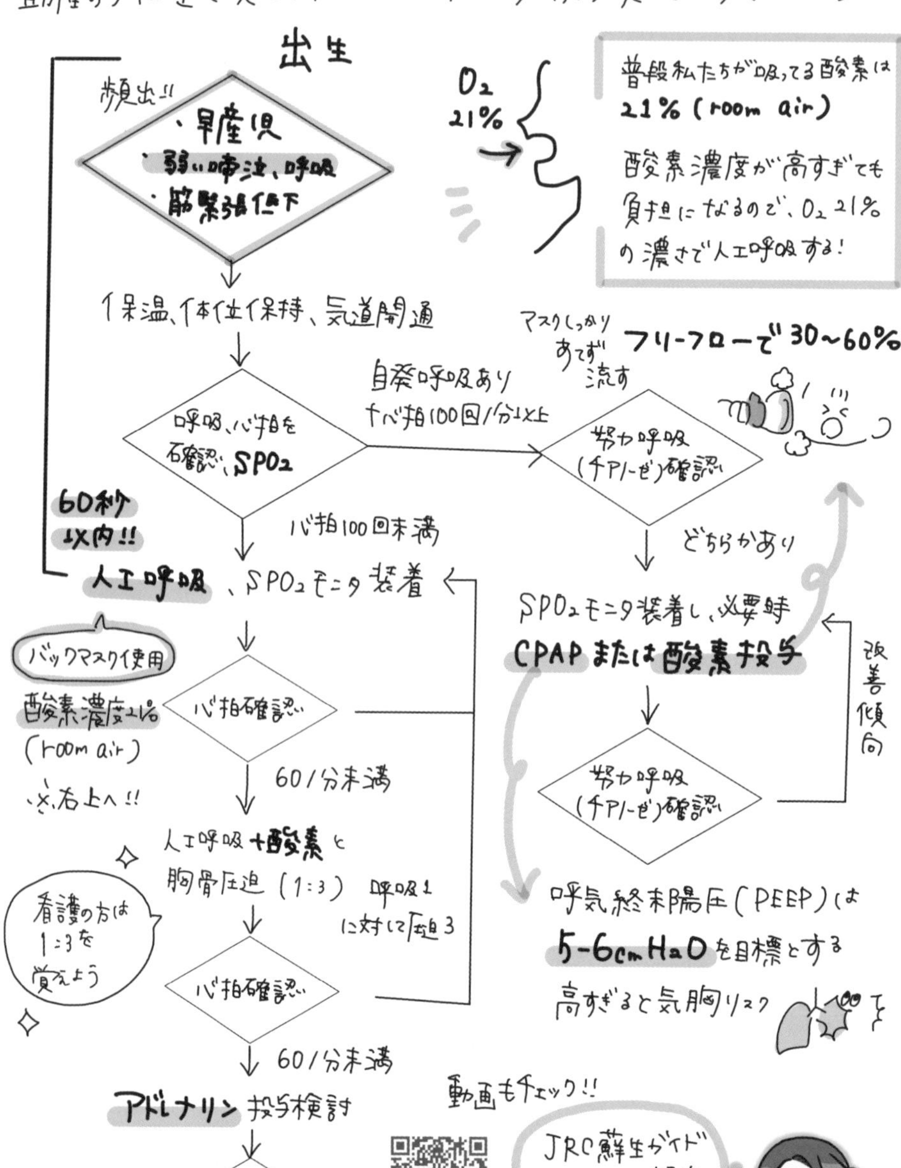

NCPR：neonatal cardio-pulmonary resuscitation（新生児蘇生法）
CPAP：continuous positive airway pressure（シーパップ、持続陽圧呼吸療法）
PEEP：positive end-expiratory pressure（呼気終末陽圧）

テーマ 64 分娩第3期と看護

児娩出から、胎盤娩出まで！ 実は出血がとても多くて危険

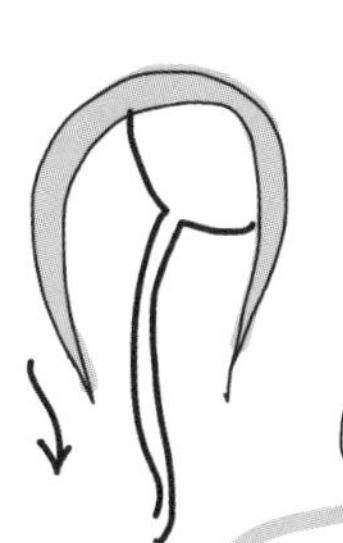

分娩が終了すると、自然に胎盤が剥がれる人が多い！
（大体5分くらい）

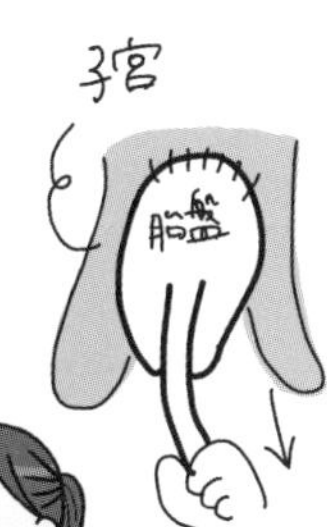

もし胎盤がついたまま引っ張ると、子宮内反

激痛＆大量出血の危険な状態になる

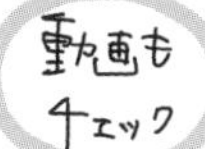

30分以内が正常

動画もチェック

とっても危険なので、2つは胎盤剥離徴候をチェックする!!

① まずはアールフェルド

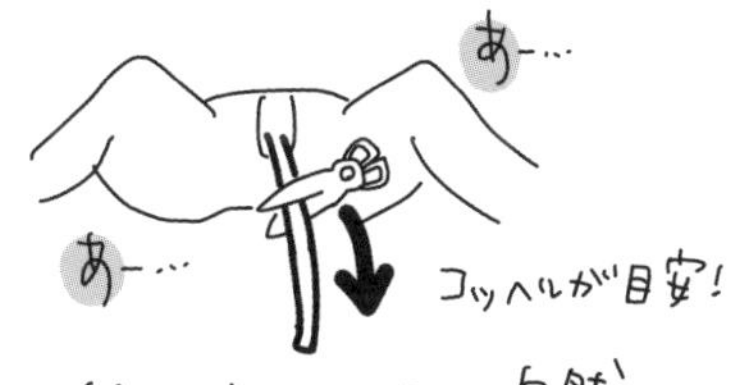

胎盤が剥がれると、自然に臍帯が下降してくる！
（あー…あー…と言ってる間に落下）

② 次にキュストネルのパターン多い

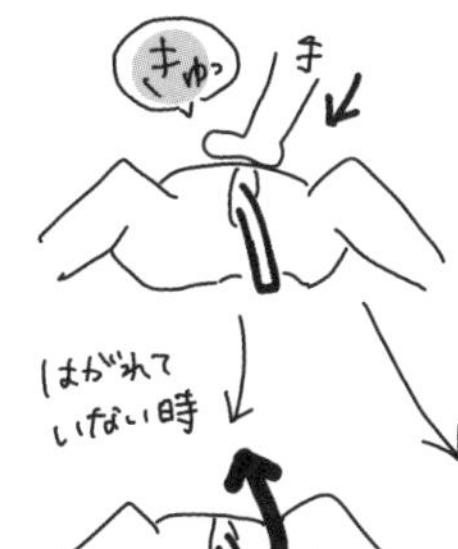

恥骨上を押して、臍帯が引き戻るかどうか見ていく！

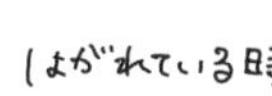

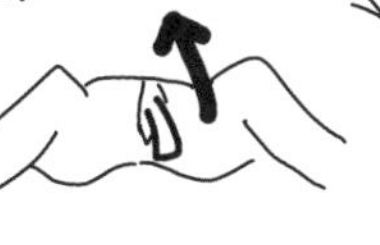

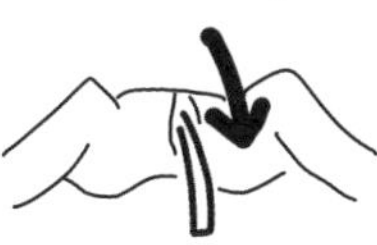

他にもこんな胎盤剥離徴候が！（頻出ではないです）

シュレーデル

右

子宮

子宮収縮し、S状結腸があるため右に傾く

ミクリッツ－ラデッキ

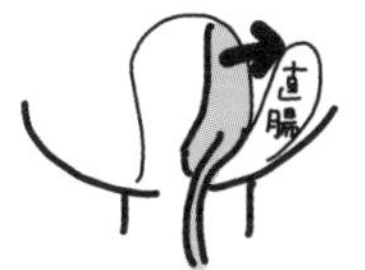

下降した胎盤が直腸を刺激して便意が！

ヘガール・ストラッツマン

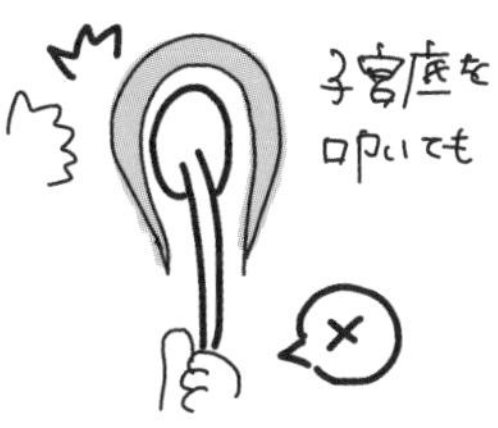

臍帯に刺激こない！

テーマ 65 分娩第4期と看護

まとめると

分娩第1期　陣痛10分に1回 or 1時間に6回↑ ～ 子宮口全開大
分娩第2期　子宮口全開大 ～ 児の娩出
分娩第3期　児の娩出 ～ 胎盤娩出

ここは人によって違う！
第1～3期を
分娩時間
というよ！

平均　初産 12時間
　　　経産 6時間

遷延が　初産30時間
　　　　経産15時間

覚えてね

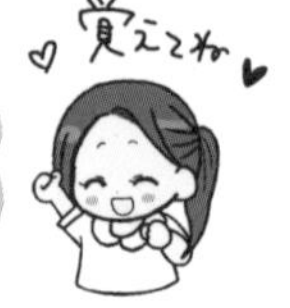

分娩第4期は皆んな一緒!! **分娩後2時間！**

この時期に行うのは"**早期母子接触**"　できるだけ早く！30分以内

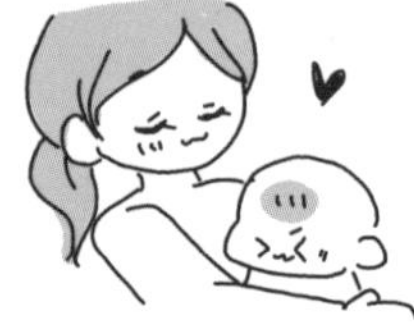

初乳にはIgAが含まれるので、授乳

この時 **呼吸に注意**
SpO2チェック

鼻呼吸です!!

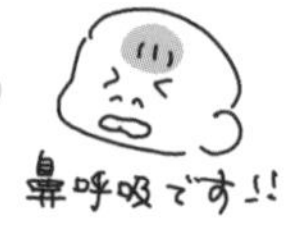

肌が触れ合うことで細菌叢の交換もできて、児の免疫が高まるよ!!

動画もチェックしてね！

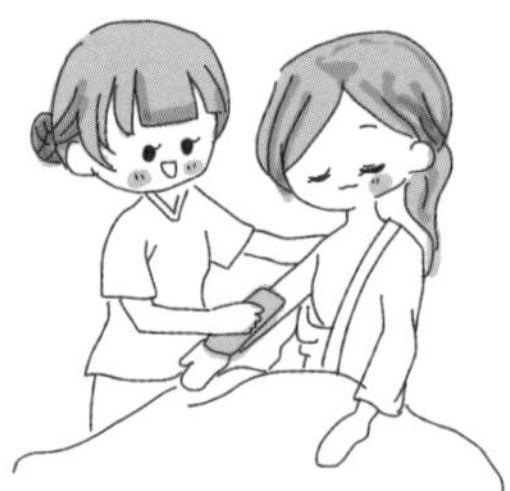

この間は分娩室にいて、飲食したり清拭する

出血や出産前のHb量と合わせて、アセスメントもしていく！

独歩で移動する？
トコトコ

児を預かる？
休息どのくらい？

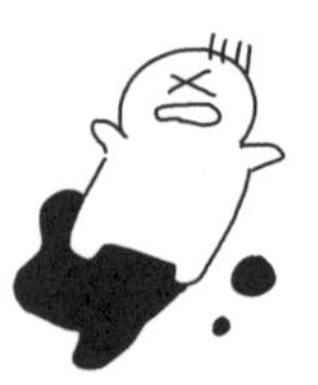

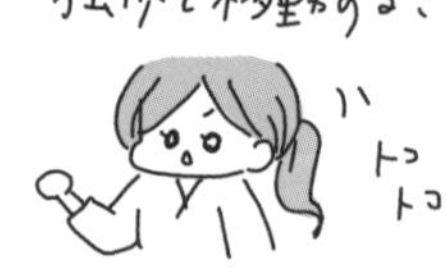

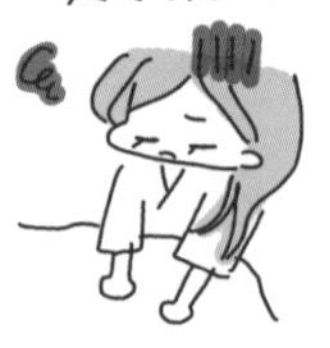

テーマ 66 無痛分娩

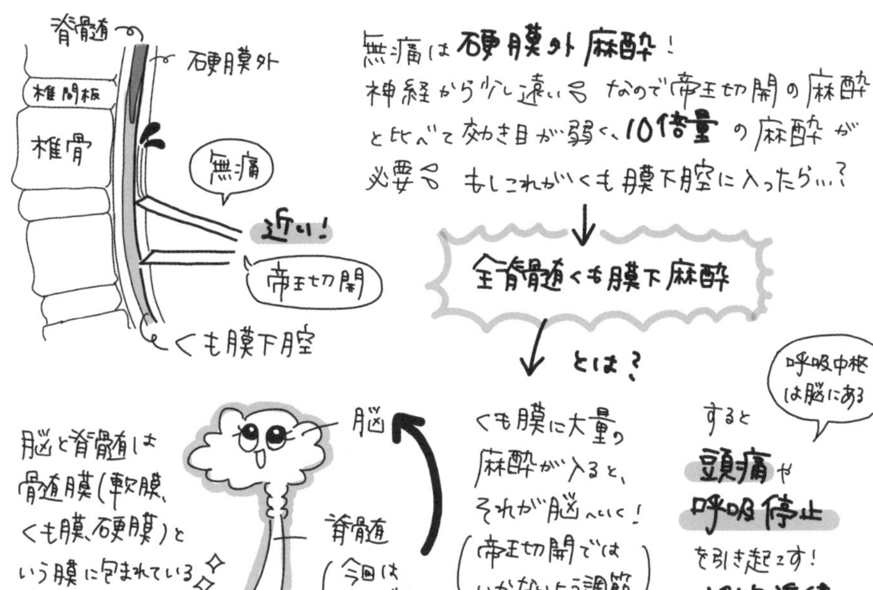

硬膜外麻酔は交感神経をブロックする!! これで疼痛緩和！

→ 血圧が低下しやすいので注意 血圧低下から悪心・嘔吐にもつながるよ！

また陣痛を感じにくくなるので、上手く努責をかけられない！

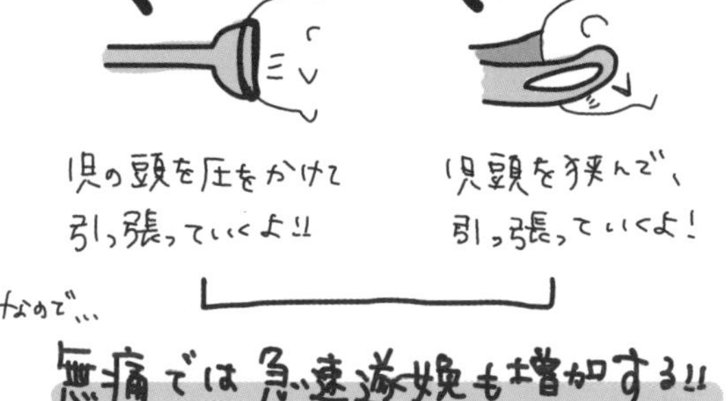

なので…

無痛では急速遂娩も増加する!!

急速遂娩では頭血腫や帽状腱膜下血腫が増加!!

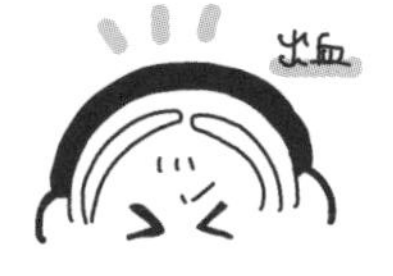

テーマ85でもチェックしてね！

動画もチェックしてね☺

テーマ

67 帝王切開と看護

母体適応

反復カイザー（1回帝王切開済）多い！

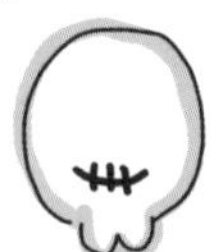

1回傷が付くと、次の妊娠で子宮が大きくなった時に破裂しやすい！

1年は子宮を休ませるため、妊娠避ける！

他には前置胎盤など！

胎児適応

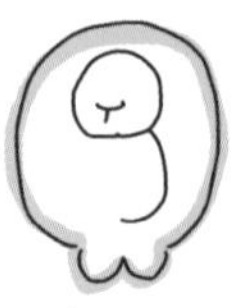

ベッケン（骨盤位）

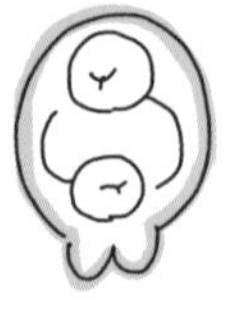

多胎妊娠

他にも胎児機能不全など

人のためにお腹を切る、立派な出産です!! でも身体のアセスメントをするときには **OPe（手術）** と思って考えていきましょう

帝王切開の流れ

OPe前日　下剤内服　（TGとかエコー（ベッケン確認）する

OPe当日　朝　着替え、**弾性ストッキング**（テーマ68へ）

麻酔は緊急帝王切開だと全身麻酔（呼吸も意識も停止）

→ **スリーピングベイビーに注意** ⚠ 胎児に麻酔が移行しちゃう！

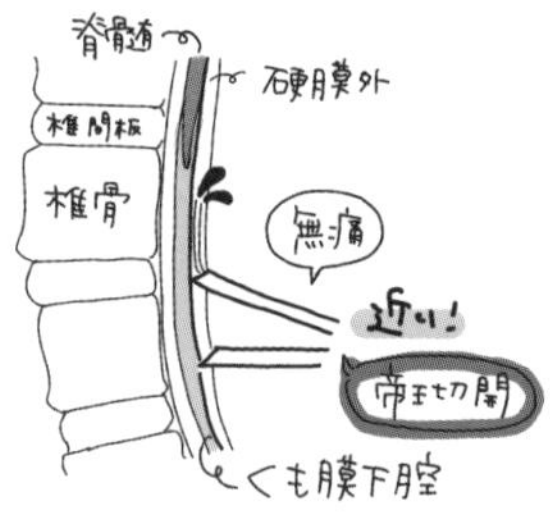

よっぽどの緊急じゃなければ脊椎麻酔（腰椎麻酔、脊髄くも膜下麻酔ともいう）を行ってくよ！

10分くらいで知覚・運動神経共に麻痺!!

氷で知覚をチェックしたりするよ!!

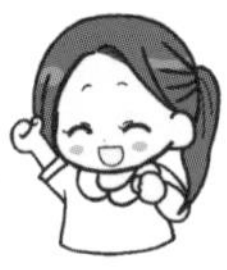

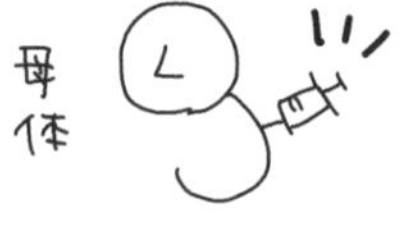

えびみたいに丸まって、L2以下に入れるよ!!（腰椎の2番目以下）

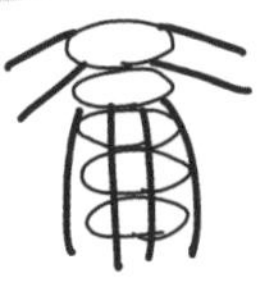

腰椎は2以下が馬尾神経！ここなら針を刺して大丈夫です

腰椎麻酔も **交感神経を遮断** するよ!!

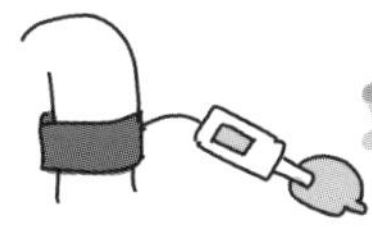

血圧低下に注意!!

血圧低下→胎盤への血流↓
→児への血流低下→ **NRFSリスク!!**
(胎児機能不全の可能性)

左
ぐいっ

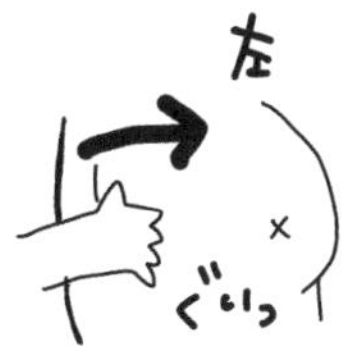

子宮を左方移動して、仰臥位低血圧なども防いでいくよ!!

145

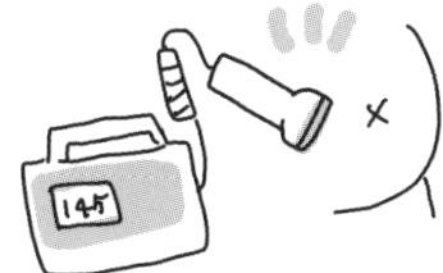

ドップラーで心音とって児の健康をチェックして、サポートしていく!!

術後の頭痛に注意 (頭部挙上で)

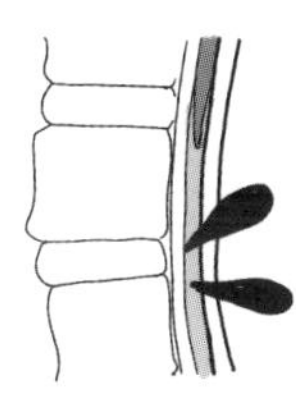

穿刺部位からの髄液漏れによる **硬膜穿刺後頭痛** に注意する⚠

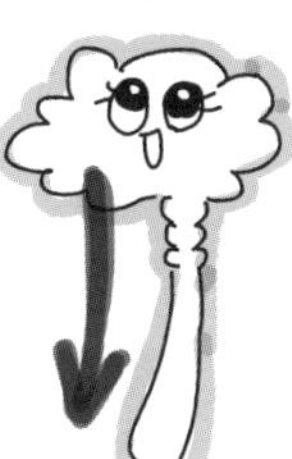

水を飲もう
髄液ふやす

頭を上げる と髄液が下に行き、痛くなる!!

普通のOPeと同様、**尿量**や疼痛、褥瘡の観察や管理も必要☺

緊急オペでも **術前の絶飲食や導尿の準備が必要** です!

予定帝王切開では…

陣痛なしにオキシトシン出ていない

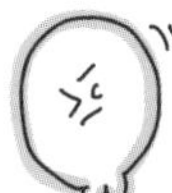

子宮収縮しづらく、子宮の戻りが悪い!

授乳でもオキシトシンが関わるので、母乳が出にくい方が多いです!

児は新生児科入院となるケースが多く、**母子分離のケア**やカイザーになった自分を責めないよう、メンタルケアも必要です!!

他にもOPe後の感染にも注意です!
WBCチェックしてね!

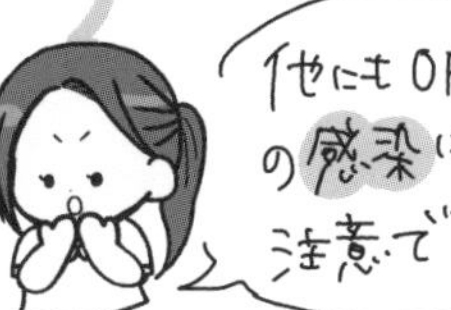

動画

NRFS：non reassuring retal status(胎児機能不全)

テーマ 68

深部静脈血栓症と肺塞栓症

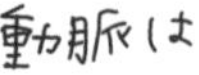

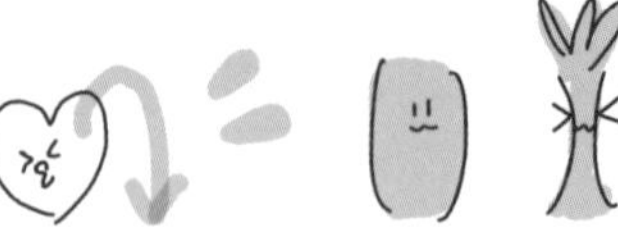

心臓や血管の力で運ばれる

静脈は

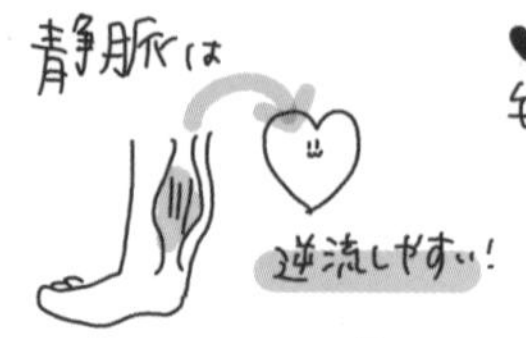

殆ど筋ポンプで運ぶ

弁

逆流防止で弁があり、

血栓

ここに血栓ができやすい

深部静脈血栓(DVT)ができやすい状態は3つ!!

① 血流速度の低下

麻酔で交感神経遮断
=副交感神経優位

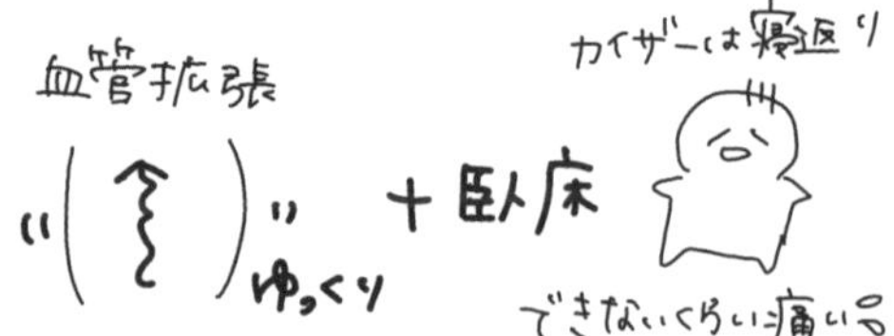

② 静脈壁の損傷

OPeで血管が傷付くと、

血小板や凝固因子が傷を塞ぎにくるよ!!

③ 血液が凝固しやすい状態かどうか(非妊時より22倍)

エストロゲンには凝固作用あり!妊娠中は胎盤から出ている!

検査は

下肢エコー
Dダイマー(血液)
(血栓できてるかの指標)

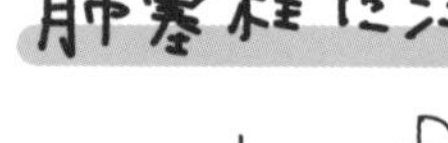

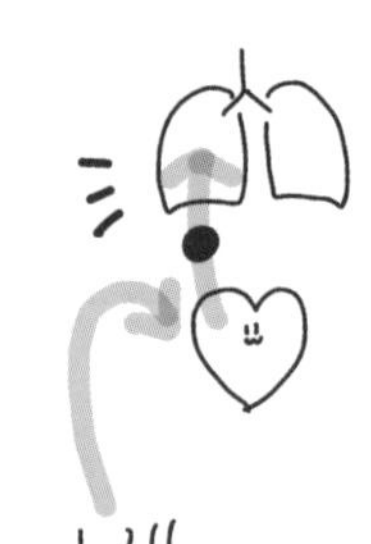

DVTは血流に乗って、**肺動脈**に移動することも…!!

もちろん足を術後はじめて動かす**離床開始時**に頻発します

死亡率も高くとても危険⚠

SpO₂や息苦しさには注意して観察しましょう!!

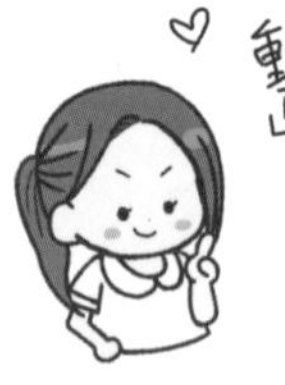

動画はこちら♥

第9章

産褥期と看護

看護では一般状況で全ての分野で1番の頻出！合格の鍵を握っています！助産でももちろん接する機会が多く、頻出です！

「あれ？意外と量が少ない？」と思った方いないですか？　そうなんです！実はポイントがぎゅぎゅっと詰め込まれているので覚えなくてはいけないところは多くありません。特にテーマ69は説明できるようになるまで何度も読みましょう。

助産の方は授乳が大きなテーマです。出産した後のお母さんたちの大きな悩みは「寝れない」か「授乳」がほとんどを占めています。ここから産後うつに発展する方もいますし、授乳ケアで助産師の右に出る職業はありません。お母さんたちを守るためにも入院中から正しくケアができるよう、解剖から理解しましょう！

テーマ 69 産褥期とは

非妊時　　妊娠末期

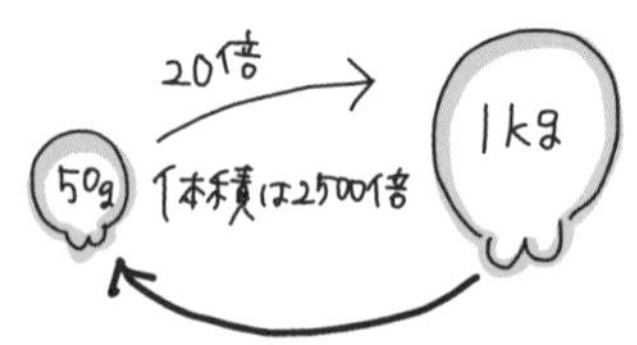

元に戻るまでが産褥期！
産後6～8週間 ポイント5つ！

① 後陣痛

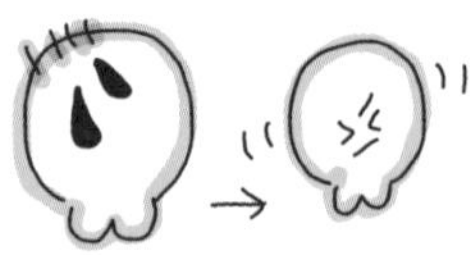

胎盤はがれた所から出血!!　　収縮して止血してる！

子宮収縮＝止血
産んだ**後**の収縮
～3日までで、どんどん弱くなっていくよ
お腹が大きくなりやすい**経産婦**のが強い！

② 子宮底

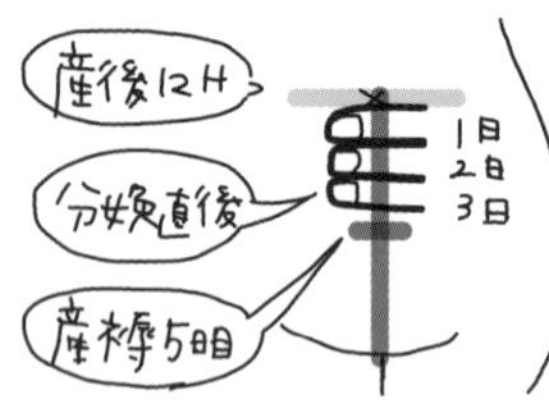

産褥1日目 臍下1横指
2日目2横指
3日目3横指

基本1日1本分ずつ下がっていく
イレギュラーだけ覚える!!

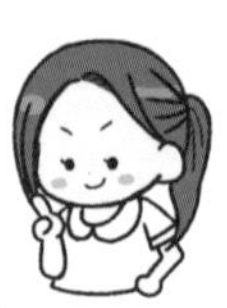

1、分娩直後
止血のため臍下3横指まで下がる

2、分娩12時間後

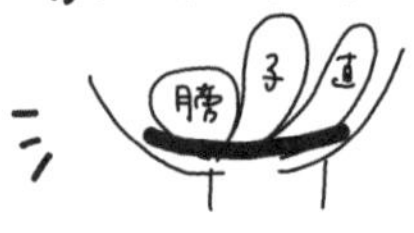

子宮を支えている、骨盤底筋群が、分娩の時に下がる

12時間で回復し、一度**臍高**まで上がる

3、産褥5日目
臍と恥骨結合上縁の真ん中！
臍恥中央になる

③ 尿

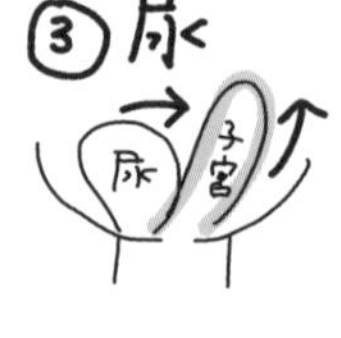

尿が100mℓ溜まると、子宮底1cm伸びる!!
産後はホルモンの影響で、**尿量が増加！**

④ 悪露

生理のようなイメージ

～3日　出血の赤
～7日　出血＋白血球
　　　　褐色（オレンジ）
7日～　薄まって黄色

⑤ 感染

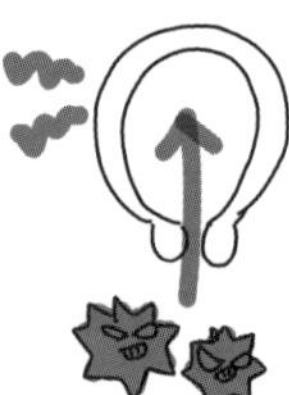

穴があいてる状態なので感染しやすくなっている！
昔はとても死亡率が高かった、産褥熱になってしまう

動画

トイレ行くたびビデなどでお下を洗ってもらう！
1ヵ月入浴や性交渉控える

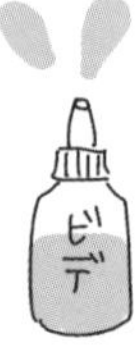

テーマ70 授乳の解剖生理

テーマ13も合わせてチェックしてね☺

動画でもう少し詳しく説明!!

① 乳汁発育期（妊娠中）

エストロゲン↑、プロゲステロン↑ により、乳汁産生のプロラクチン↓

② 乳汁生成Ⅰ期（分娩〜2日） 1〜2滴でるくらい

胎盤娩出でエストロゲン、プロゲステロン↓、プロラクチン↑

ラクトース（乳糖）の入った白い乳汁になる

③ 乳汁生成Ⅱ期（3日〜8日）プロラクチンMAX

エンドクリンコントロールと呼ばれ、ホルモンが乳汁産生!!

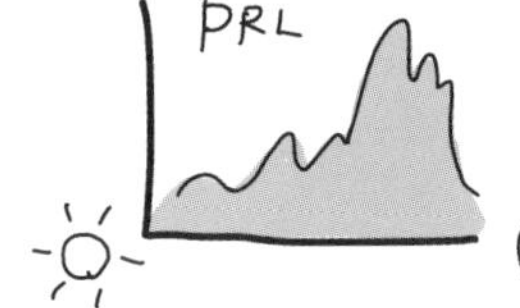

プロラクチンは時間帯によって分泌量が代わるよ!!

プロラクチンは吸啜刺激で分泌される!!

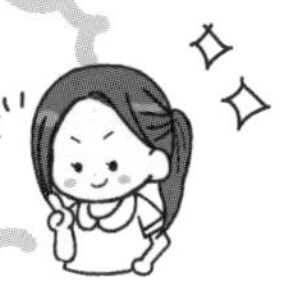

つまりこの時期に授乳しないと、今後の乳汁分泌が少なくなっちゃう

特に夜にプロラクチンが出るので、夜の授乳は必須です☺

1日8回（つまり3時間に1回）**授乳**または**乳頭マッサージ**しないと分泌が少なくなっちゃう 児を預かる時も乳頭刺激は忘れずに!!

④ 乳汁生成Ⅲ期（9日〜）退院後は細胞のコントロール

オートクリンコントロール

吸われた分だけ作っていく

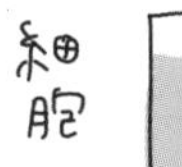

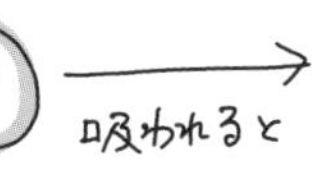

吸われると

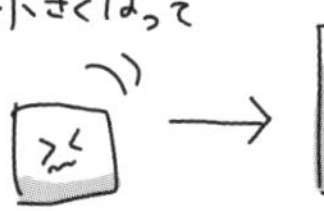

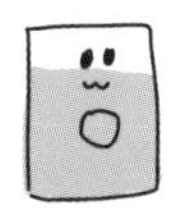

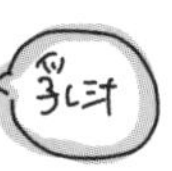

この時期はどれだけ前回の授乳で乳汁が除去されたかが大事!

児に乳汁を飲みとってもらうか、搾乳して乳房を空にする

⑤ 乳房退縮期（最後の授乳〜40日）ペクチンで乳汁抑制!

テーマ

71 授乳の援助

まずは乳房の大きさ

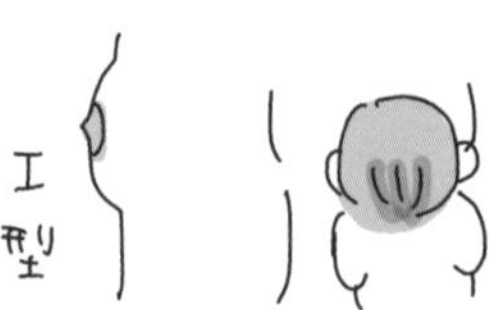

少し小ぶりなので縦抱き

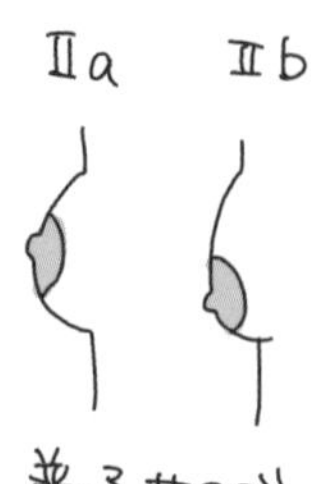

普通サイズ

横抱き

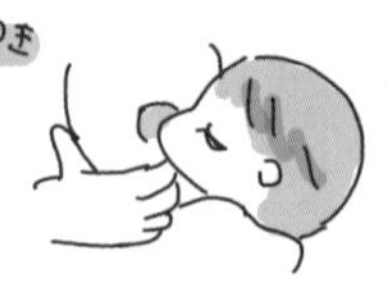

交差横抱き

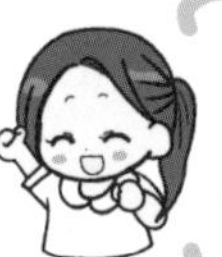

III型

大きい!!

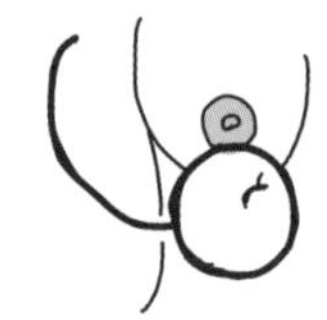

児を脇の方に抱える
フットボール抱き
(脇抱き)が向いてる!

乳房緊満の時は色んな抱き方を試してみるよ!

乳房緊満時は
まずほぐす

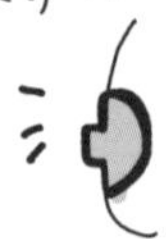

赤ちゃんの
口に入れる
のはココ!

ラッチオンはハンバーガーのように胸を潰す

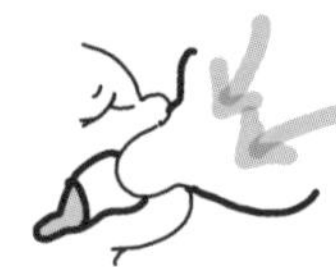

潰して赤ちゃんの口に入れ
(ここまで奥に入れてるよ!)
陰圧で吸っていくよ

なのでまずは赤ちゃんは
口で5分くらい乳頭ほぐす

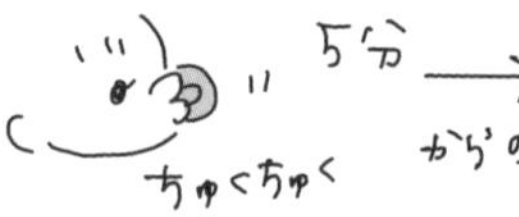

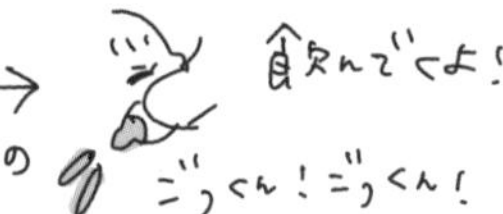

乳房緊満時はパツン!
としていて、赤ちゃんの口が
ツルン!と滑る

パツン!

だから先にほぐしておくと良い!

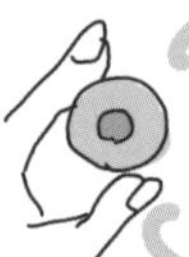

乳輪のふちに指を
おいて、ぐっ!と押す
だけでOKだよ!

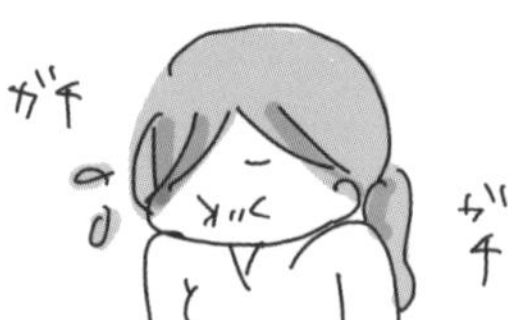

ママの体が緊張してると
オキシトシン出にくいよ!!

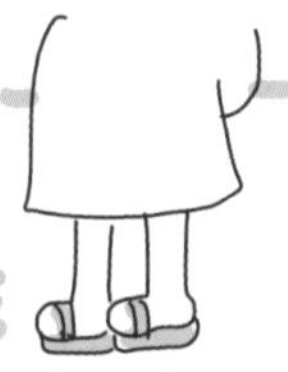

座る時は足底を
床につけると安定

★乳房マッサージは色々流派
があります!BS法とか桶谷式
とかラクテーションとか…
基本を押さえて、応用は病院
に合わせてね

児の胃の大きさは…

この大きさに合わせて、乳汁分泌も増えてく

1日目	3日目	1週間	1ヵ月
さくらんぼ大	くるみ大	アプリコット あんず大	Lサイズの卵大くらい
5-7ml	22-27ml	45-60ml	100ml

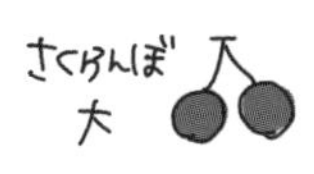

児の胃は

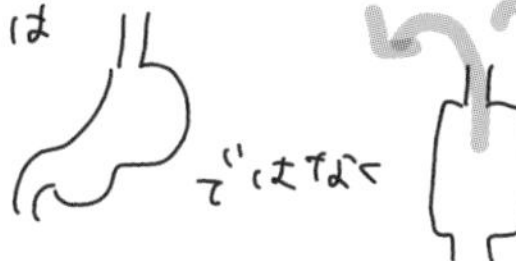

ではなく 縦型!!

なので母乳が逆流しやすく、**排気**が必要です！
出ない時は顔を横にして窒息予防

母乳をほしがるサイン

口で探してることも多いよ！

吸う時のように口を動かしたり、チュパチュパ音を出す！

ウー クー ハー
ささやく声を出す

きょろっ
素早く目を動かす（探している）

授乳姿勢（新生児ver）

×

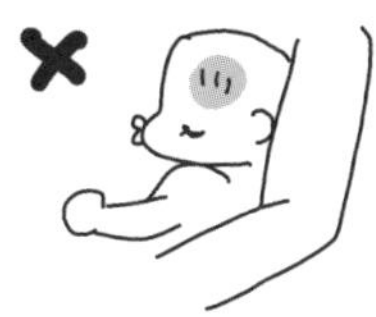

ちょっと横向き！
とかではなく！

○

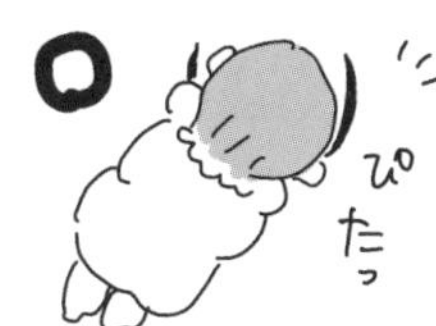

児の体が母体と並行！

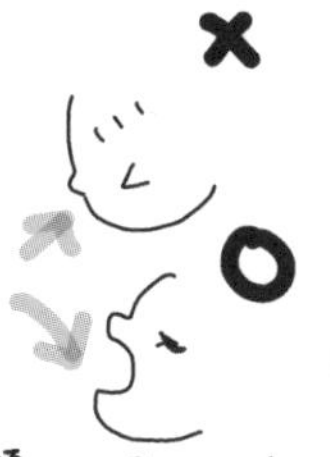

× ○

顔は上向き！大人も上向きじゃないと飲めない！

動画もチェック！

母乳が足りているかのサインは…

体重 1日 +18-30g

でも入院中は体重減少、家では体重をまで測ることができない…

そこで排泄をみます

尿 入院中は日数より多め
退院後は6～8回

便 3～8回 母乳は多め！

※ 個人差や個別性があるよ！

テーマ72 乳腺炎とケア

乳房要因
分泌過多
乳輪の伸展が悪い
細い乳管など

児の要因
体重が小さい
早産児
のみとるパワーがない
飲み方が浅いなど

動画もチェックしてね♥

① 8割はこっち！ うっ滞性乳腺炎!!

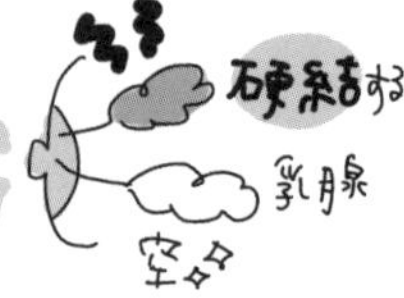

児の抱き方や飲み方、ポジショニングなどによって、上手く飲めない場所があるよ ずっとうっ滞（溜まっていると）炎症を起こしちゃう!!

とにかく詰まっている乳汁を出す!! 対策は授乳と搾乳

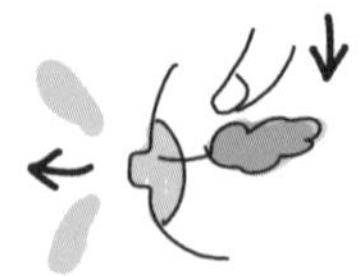

つまっている所を押して、出してあげましょう!!

炎症なので熱感、腫脹、発赤、疼痛をみていく!!

↓ 排乳しても軽減しない場合は危険!!

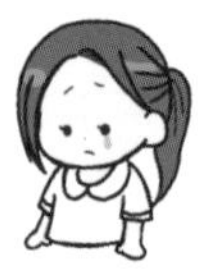

② 化膿性乳腺炎

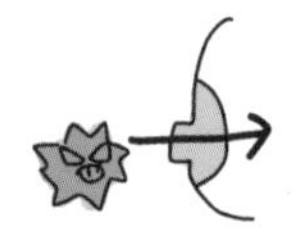

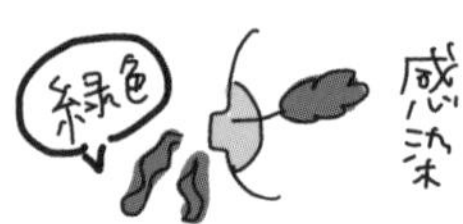

黄色ブドウ球菌などが入ってしまう

ドロッとした膿が出てくる

インフル様症状が出る!!
40度近い熱や悪寒など!!
抗菌薬の内服必要！

③ 膿瘍形成

胸が黒っぽい…

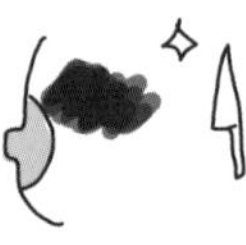

切って膿瘍を排泄していくよ!!
青い膿が出てきたのを見たことあります

テーマ 73 日数に応じた身体的・心理的変化

0～1日目

(体) 創部痛、後陣痛がある **疼痛コントロールしつつ、早期離床**

分娩後はアドレナリン出て興奮→徐々に落ち着く

バースレビュー実施(1日目)
分娩のわだかまりを取る

(乳) 初乳分泌はあるが、少ない。母子同室開始！

2日目～

(穴)

乳管開通～分泌が増えてくるよ!!

頻回刺激を勧める

3～4日

パツンッ

羊水や血液が出た分、溜め込もうとする(浮腫)

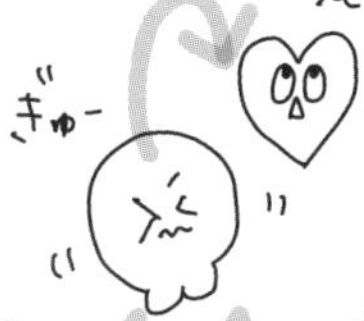

子宮収縮で心臓に戻る血液↑
血圧も上昇しやすい！

**でも体温や脈は上昇しない！してたら感染を疑うよ!!
退院に向けて 採血、検尿、体重測定をしていくよ！**

頻回授乳や育児のため睡眠不足
不慣れなことも多く、緊張しやすい…！

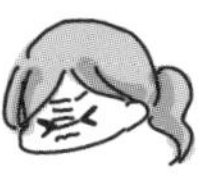

マタニティーブルー注意!!

(乳) 乳房緊満してくる！テーマ70～72をみて乳腺炎予防してね!!
熱感・疼痛時は **クーリング** をして炎症を抑えてね!!

5日目～

母乳分泌も増え、乳房緊満も落ち着いてくる
退院していく時期

妊娠中よりも関わる機会が多いよ!!

テーマ

74 母性の理論

ボウルビィのアタッチメント（愛着理論）

※文献によって表現違う!!

① 定位行動（母の動きを追視👀）
② 発信行動（笑う😊）
③ 接近（後追い）
④ 探索活動（色んなものを口に入れる）

①②：2カ月

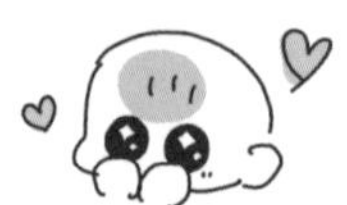

ママに甘えてもいいんだ…♡
という安心感につながる!!

ルービンの母親役割の獲得

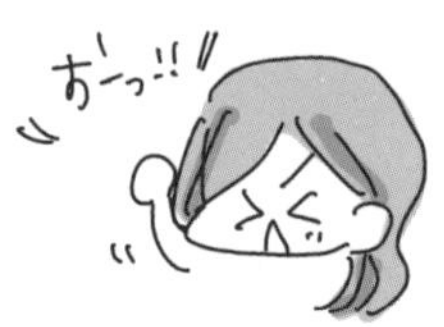

妊娠中に 1〜5をくり返して、
母親へと成長✨

① 模倣（先輩ママの真似する）
② ロールプレイ（母親学級での体験など）
③ 空想（母親になることを想像する）
④ 取込－投影－拒絶
（嬉しいけど仕事に制限がかかる… と想像して拒絶してみたり）
⑤ 悲嘆（仕事の昇進を諦めたりとか体型崩れでショック！等）

生んでからは…

① 受容期（産褥1〜2日）自分に関心が高い
② 保持期（産褥3〜10日）児への関心が高まる！
育児技術の指導などに最適な時期✨
③ 解放期（〜1カ月）退院して家族との役割調整などをしていく！

バースレビューしよう

マーサーの母親役割獲得

受験と助産国試に必要です!!

① 予期的段階
妊娠中に「こんな母親になりたい！」と予期（想像）する
② 形式的段階
看護師や助産師の形式を真似して、育児技術を習得していく！
③ 非形式的段階：オリジナルの育児になっていく✨
④ 個人的アイデンティティの段階：完成していく時

テーマ 75 産後うつ

2週間健診は割と最近取り入れられました！
（心のケアや母乳育児のサポートのため ☺）

動画もチェック！

助産国試では**後期妊産婦死亡**
（産後42日～1年未満）という項目が追加!!
→ここで**産後うつによる自殺が多い！**と言われています（4ヵ月まで多い）

違いを知ろう

● マタニティーブルー ●

全体の30%がなる
→ホルモンバランスの乱れ

なので正常の範囲内で、誰にでも起こること！というのがポイント

3～10日目～2週間まで
保持期と被るけど休息を優先して下さい!!

自然に治ることもポイント

症状：**涙もろさ**
抑うつ
不眠
疲労感

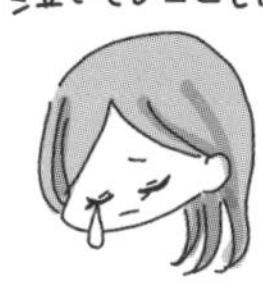

もちろん産後うつに移行するケースもあります

心配な方は保健師さんと連携も！

● 産後うつ ●

全体の10%がなる
ストレスや周囲の環境も起因に！

うつ病の中の1つの型とされており、もちろん病気!! 異常です…!!

1～2週間以降～数ヵ月
6～8週間の発症がピーク!!
でも特に4ヵ月までは、よく見る…!!

治療しないと回復しない
治療：SSRI（気分障害の薬）

症状：**楽しい気分の喪失、不眠、自殺念慮、罪悪感、子どもを傷つける考え**
この辺りがよくみる症状です

スクリーニング検査が
"エジンバラうつ病（EPDS）"
9点以上で産後うつ疑い!!
2週間健診で行うよ！

SSRI：selective serotonin reuptake inhibitor（選択的セロトニン再取り込み阻害薬）
EPDS：Edinburgh postnatal depression scale（エジンバラ産後うつ病質問票）

テーマ 76 産後ケア事業

まずは法律の最終責任者を覚えよう!!

健診や母子手帳は市町村の保健センターですよね!

障害福祉の実施

虐待の通報は市町村

市町村

母子(1才まで)
障がい者
老年

県(国)

児童
精神障がい者
看護師

虐待の通報は基本は児相(市町村もOK)

保健所と連携

訪看などの届出は都道府県です!

ちなみに福祉事務所は市と県どちらにもあるよ!
福祉六法を管理! お金(手帳)の手続きをするよ!

① 生活保護
② 児童福祉
③ 母子及び寡婦
④ 老人福祉
⑤ 身体障がい
⑥ 知的障がい

虐待の通報先でもある!

なので産後ケアも市町村の事業!
公費(税金)が使われているよ!

内容は市町村によってかわるよ ♡

産後に心身の不調がある方や育児への不安がある方、
家族のサポートが不十分な場合などに使用できるよ!

原則7日間の使用(認められたら延長OK)

うつ予防にも重要です!!

実施場所

① 宿泊型 病院や助産所などで実施してるよ
退院せずにそのまま継続している場合も多いよ!!

② デイサービス型 日中に来所して使うタイプ

③ アウトリーチ型 訪問看護のイメージ!
助産師が褥婦さんの自宅に行くよ!

第10章

新生児期と看護

最後は新生児！ここは看護・助産ともに頻出項目です。

新生児ではまずは「呼吸」が大切。今まで呼吸していなかったのに娩出と同時に自分で行わなくてはならなくなります！　なので、ちょっと呼吸が下手くそ。しっかり呼吸できるようになったら取り込んだ酸素を「循環」させて､血液がしっかり流れることで｢体温｣が保てます。新生児は常にこの｢呼吸」「循環」「体温」に重きをおいて観察・看護を行なっていきます。

そしてテーマ84の黄疸、こちらはみていただければわかるのですが新生児は黄疸がでて当たり前！でも一生寝たきりになるリスクもあるのが黄疸です。頻出なのはもちろん助産学校入試では筆記試験として出題されることが多いので説明できるレベルになるまで何度もみましょう！

テーマ 77 呼吸と解剖

新生児は呼吸・循環、体温が大事!!

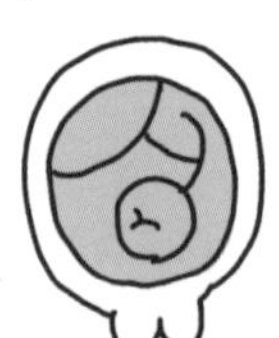

妊娠中は、胎盤から出るプロスタグランジンが呼吸抑制

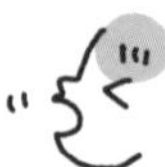

口をパクパク動かす運動はしていたけど、
肺を使って呼吸はしていないよ!(羊水にあるため)

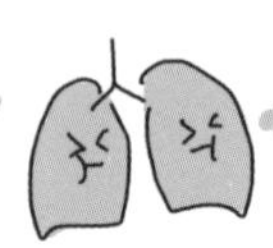

肺も水浸し!
肺から水を
出さなきゃ!!

①まずは**陣痛**が水を出すよ!!
カテコラミンや**エピネフリン**が
肺から水を出す(ステロイドも出てる)

②**経腟分娩**

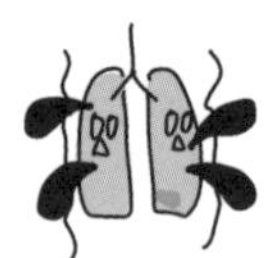

狭い腟を通ることで、肺から水が絞られる

③**第1呼吸**

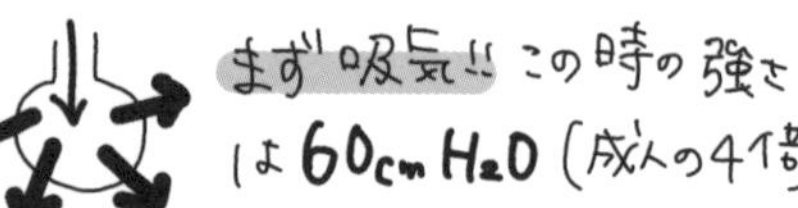

まず吸気!! この時の強さは**60cmH_2O**(成人の4倍)

この時に、肺から水を出していくよ!!
→その後に「オギャー」と呼気で泣く

つまり便してたら泣く前に吸引

肺サーファクタントも押さえよう

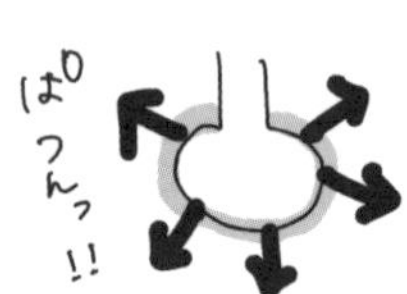

肺が潰れないように、広げておく物質
(80%リン脂質でできてる)

これがあると、呼気でも肺が潰れないよ!

ないと呼吸のたびに肺が潰れちゃう

20~22週にII型の肺胞上皮細胞ができる
22~24週にそれが肺サーファクタントを作り始め、

34w未満に生まれそうな時はステロイド打つ

34週に肺サーファクタントの完成

34w未満に生まれたら気管挿管し、

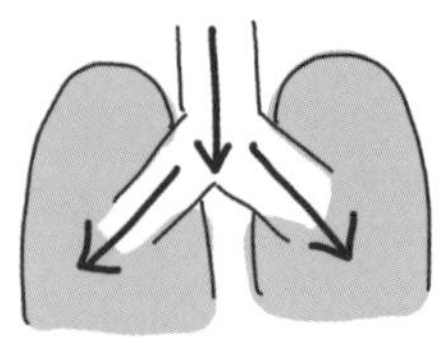

まっすぐと左右の3ヵ所に肺サーファクタント投与!

動画

テーマ 78 新生児一過性多呼吸（TTN）

よくあるのが

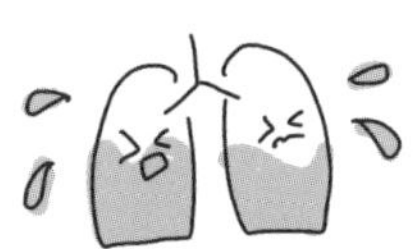

肺が水浸しのまま
→ 呼吸が苦しい
→ 呼吸数増加

予定帝王切開では
陣痛のストレスと狭い膣を
通らず、とにかくTTNが多い

問題を解くには、帝王切開＝TTNと覚えましょう!!

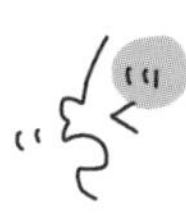

新生児は体が小さく、
一度にたくさんの酸素吸えない
正常の呼吸が 40-50回／分

→ TTNでは
60～140回／分

動画もチェック!!

助産国試ではレントゲンもでるよ

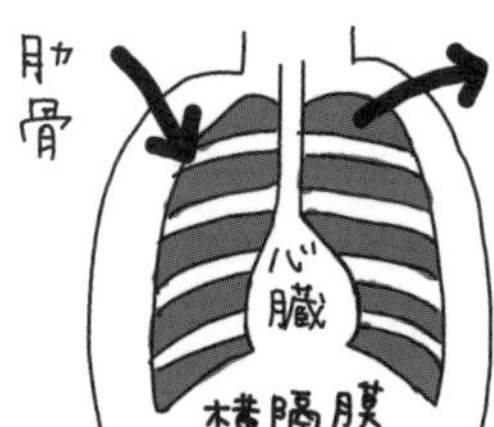

肺の空気
正常のX線は
空気は黒（肺）
水（血液）や骨
は白くうつるよ!!

水

TTNは水浸し
なのでX線が
白っぽくなるよ!!
特に水は重力で下に
行くので下が白っぽい

TTNは白いモヤ
グラデーションになってる

症状は多呼吸以外にも
努力呼吸など!!

呻吟は
わざと声を出すことで、
肺に陽圧をかけて
肺が潰れないようにする

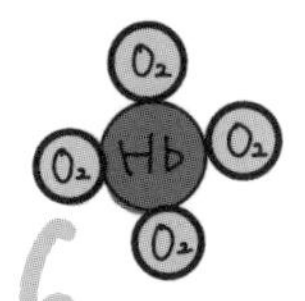

普段酸素はヘモグロビンに
くっついて、全身へ運ばれるよ!!

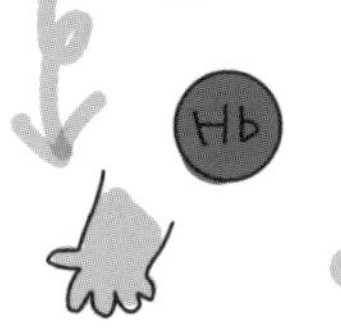

TTNではくっつく酸素がない!
還元ヘモグロビンが増え、
チアノーゼなどの症状も出る

軽い症状では保温したり
経過をみることもあるけど、
治療は**CPAP**を行っていくよ!

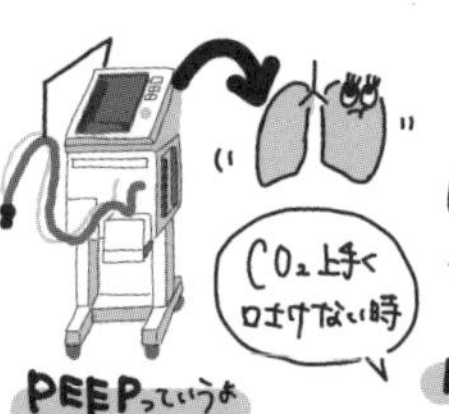

自発呼吸がある人に
人工呼吸器から**陽圧**
（呼吸器が空気吐き出す）
を送って肺を膨らませる!
心不全や肺水腫でよく使う!

TTN：transient tachypnea of the newborn（新生児一過性多呼吸）

テーマ79 新生児呼吸窮迫症候群（RDS）

肺サーファクタントの欠乏でなる病気

① 肺サーファクタントの完成していない34週未満の早産児
② GDM（妊娠糖尿病）の母から生まれた新生児　なりやすい！

GDMは母体に糖が多くて…

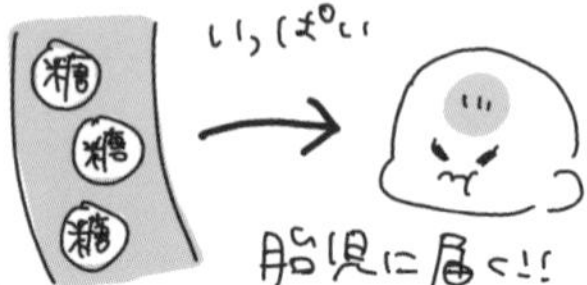

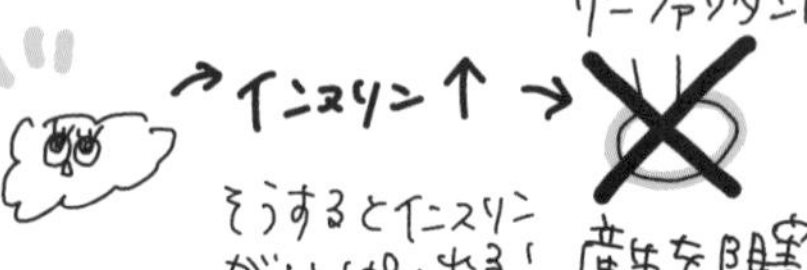

そうするとインスリンがいっぱい出る！　産生を阻害!!

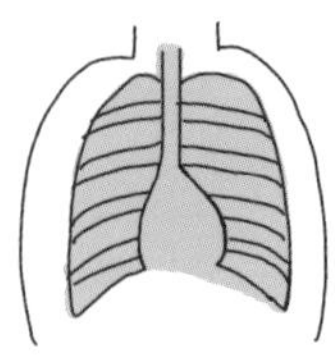

RDSはすりガラス様陰影

TTNとの違いはグラデがなく、全体が白っぽくなる！
心臓が見えづらいよ

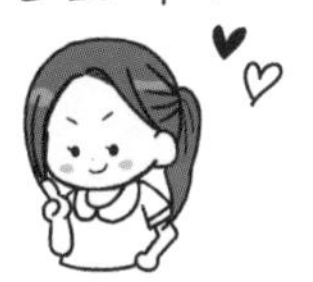

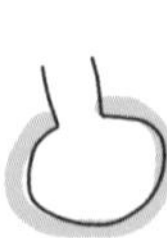

肺サーファクタントは界面活性剤！
これは実は石けんと同じ成分
つるっとさせて、肺が縮まないようにしてる！

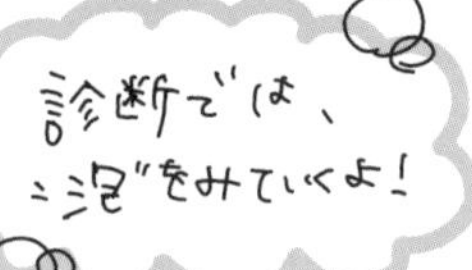

羊水や新生児の胃液を泡立てる
マイクロバブルテスト
をしていくよー!!

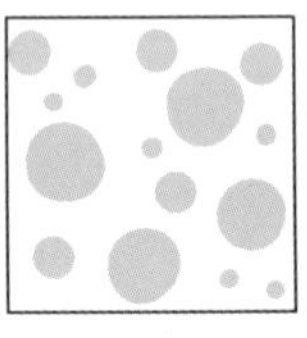
正常

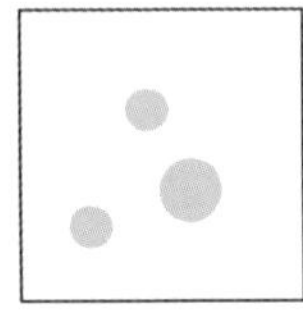
RDS

RDSは泡成分の界面活性剤（サーファクタント）が不足！

治療はサーファクタントの補充（気管）

中には呼吸が苦しくて、人工呼吸器を長く使うこともあるよ…!!
（テーマ77、78もみてね！）

この時には未熟児網膜症にも注意！

失明リスク

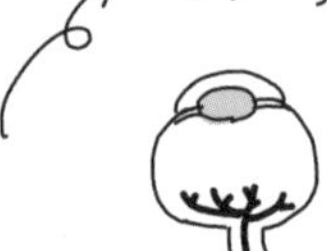

網膜は目で見たものを映像にする

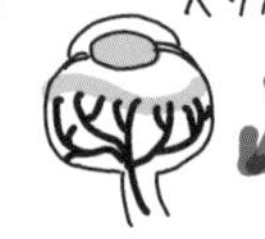

網膜剥離

15w～39wまで網膜血管つくってる

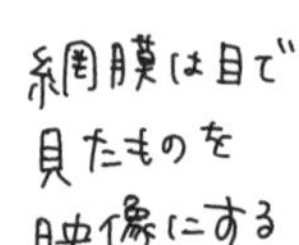

長く酸素をあげると、血管が異常増殖！

RDS：respiratory distress syndrome（新生児呼吸窮迫症候群）
GDM：gestational diabetes mellitus（妊娠糖尿病）

テーマ

80 胎便吸引症候群（MAS）

36週を超えると、排便反射が現れるよ

→だから早産児はMASが生じない！起きやすいのは**過期産**!!

強いストレスがかかると、**迷走神経反射**が出て、**副交感優位！**

（脳神経10番の副交感神経）

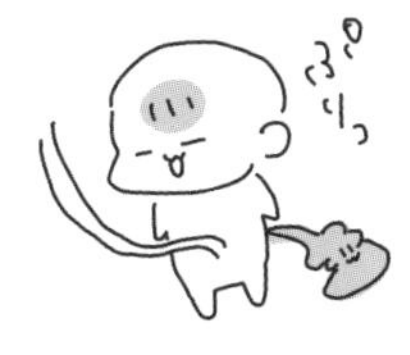

ストレスで母体内で排便 → **羊水混濁**

常にチェックして！

第1呼吸

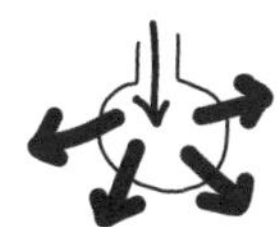

まず吸気!! この時の強さは60cmH_2O（成人の4倍）

この時に排便を飲み込んでしまう!! **泣く前に吸引する**ようにしましょう!!

便を飲み込むと便がつまって無気肺に！

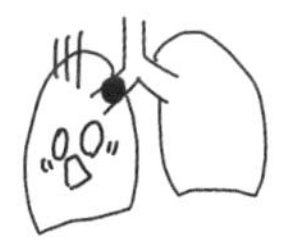

肺に便がついて炎症を起こしてしまうよ!!

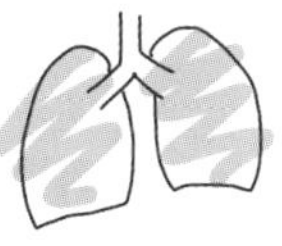

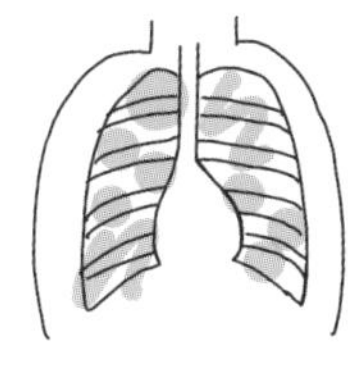

X線は斑状陰影と索状陰影が不均衡に分布する!!

ところどころで白いもやがかかる！って感じのイメージ

治療は人工肺サーファクタントによる肺洗浄や補充をしていく

他にも**新生児遷延性肺高血圧症の合併**に注意⚠

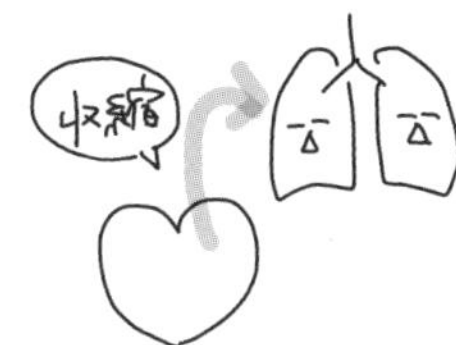

妊娠中は肺にO_2こないよう血管抵抗↑

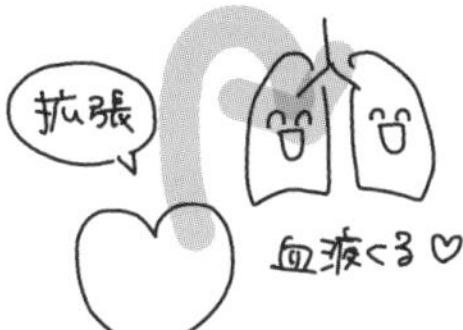

出産すると肺血管抵抗が低下する！

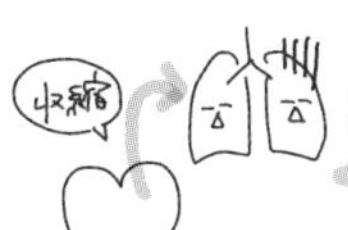

つまりは低酸素…

MASでは肺血管を拡張させる成分が上手く出ず、肺の血圧（抵抗）が高いまま!!

第10章 新生児期と看護

MAS：meconium aspiration syndrome（胎便吸引症候群）

テーマ

81 循環器と解剖

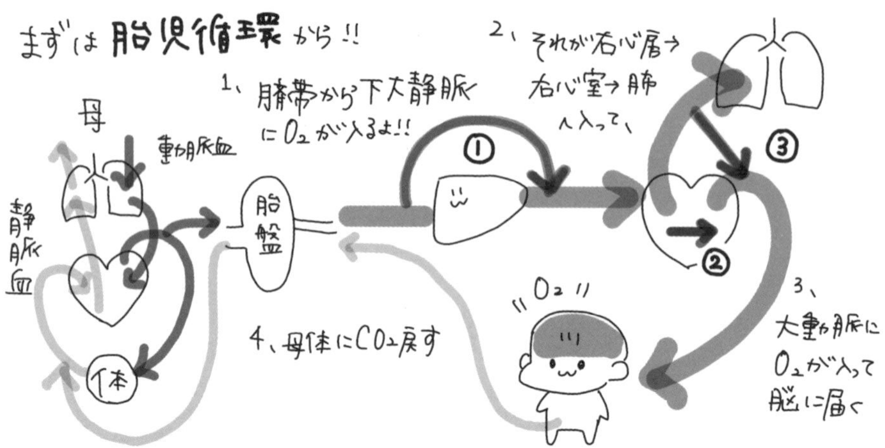

胎児は胎盤を通して血液をもらっているので、すご〜く酸素が薄い血液をもらっている（標高3,000mの山のてっぺんくらい薄い）

だから少しも余分な酸素を使いたくなくて、脳に届けたいよ!!

だから循環をショートカットするために胎児循環があるろっ!!

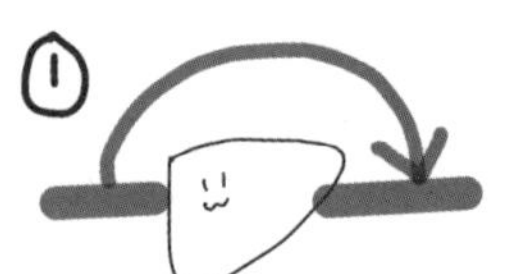

胎児は食事していない！
だから食事を代謝する肝臓に栄養をあげる必要なし

下大静脈にあるショートカットなので静脈管
またはアランチウス管

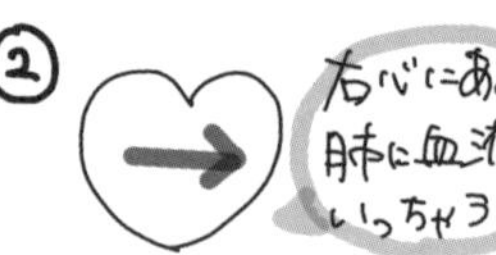

胎児は呼吸してない！
だから肺に栄養をあげる必要なし！

右心房→左心房へ
血液を持ってく**卵円孔**
ただ穴が小さく不十分

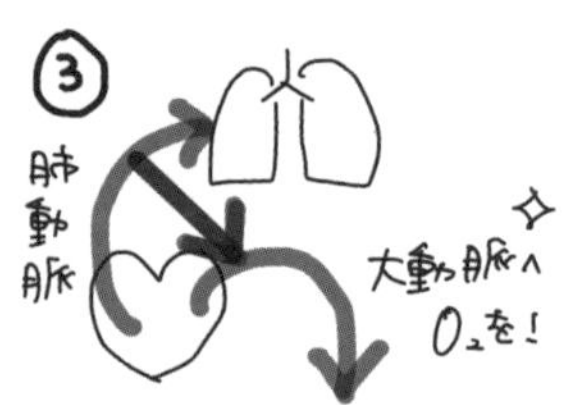

卵円孔では不十分！
肺動脈と大動脈をつなぐ**動脈管**
（ボタロー管があるよ）

ちなみにルールで心臓に戻る血管を"静脈"

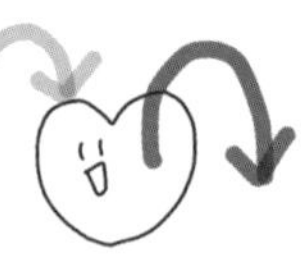

心臓から出てく血管を"動脈"というよ!!

なので

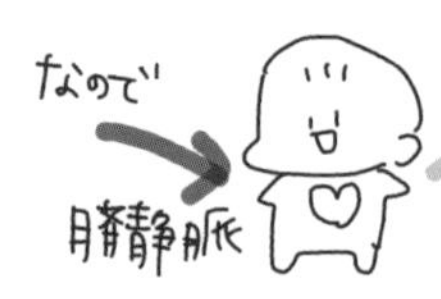

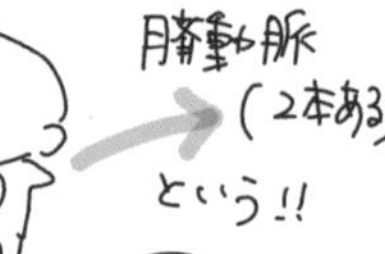

臍帯みるとこうなってる

顔みたい

ちなみに肺血管抵抗を高くして、肺に血液をいかないようにしている

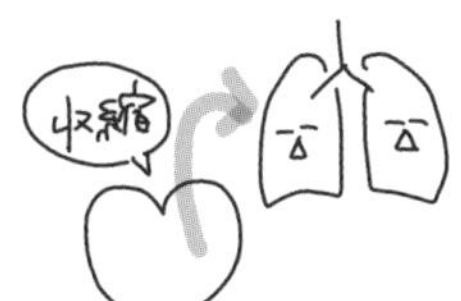

肺の血管抵抗を下げるためには…

↓

肺の血管内皮細胞から

一酸化窒素

プロスタサイクリン

が出ると

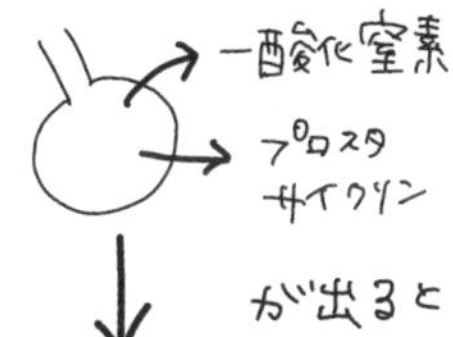

↓

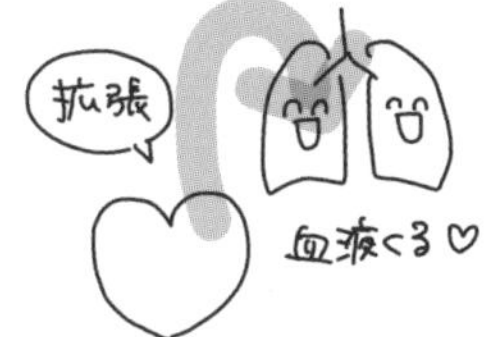

肺血管抵抗が下がる
これでO₂をたくさん取り込めるようになる♡

肺血流が増加!!

↓

するとた心に入る血液が多くなって、

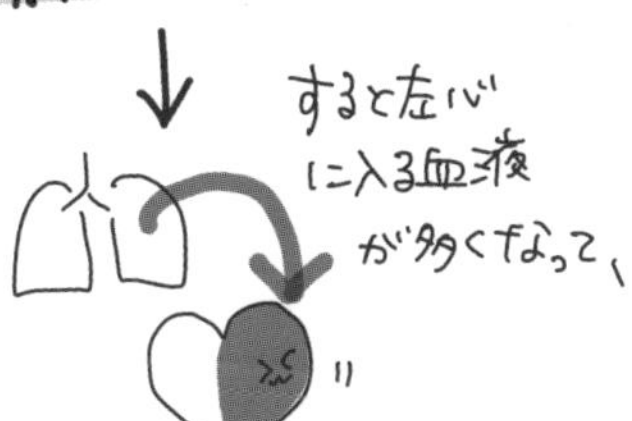

卵円孔が閉鎖する

体(というか脳)に血液が欲しいので
体血管抵抗は下げている

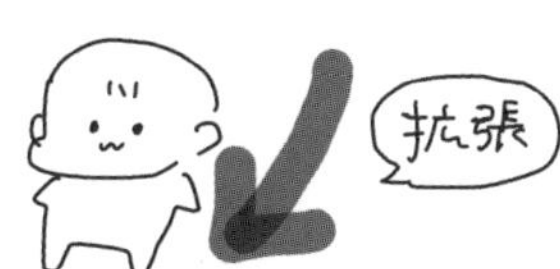

生まれたらこれを逆にする、
新生児循環
に変えていくよ

肺血管抵抗が低下し、体血管抵抗が追い抜く形になるよ

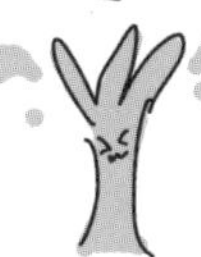

体の血管抵抗上昇→血圧上昇
すみずみまで血液を届けられるよ!!

そして、肺に入る空気が増え、体内のO₂↑

① 胎盤からのプロスタグランディンが低下
(呼吸を抑制してたもの)

② 体内の動脈血酸素(PaO₂)↑
→ これで動脈管(ボタロー管)が閉鎖

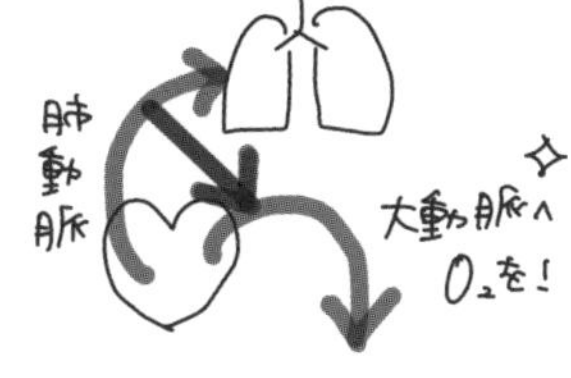

ボタロー管の閉鎖は
機能的:2〜3日
器質的:2〜3週
※文献によって違うよ!

機能的閉鎖は数時間
器質的閉鎖(しっかり閉じる)のは2〜3日

〃動画はこちら!!〃

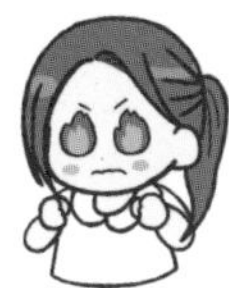

呼吸が整って、初めて循環が整う

第10章 新生児期と看護

テーマ 82 体温と解剖

新生児は筋のふるえでの熱産生ができないよ

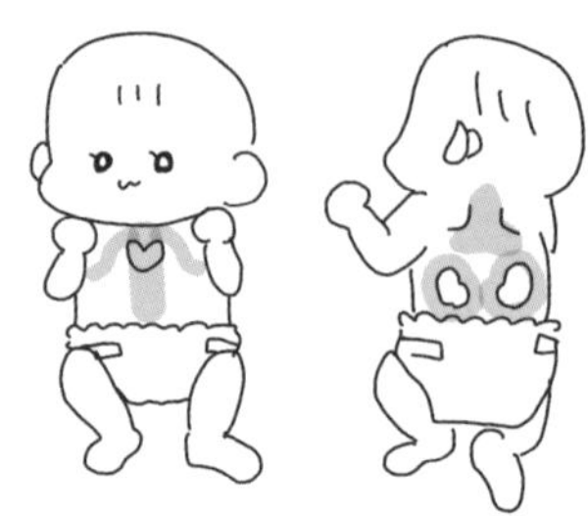

かわりに肩や脊柱、腎臓あたりにある、**褐色脂肪組織**が熱をつくる

↳ 交感神経支配 → エネルギー産生

このエネルギー消費が大きいと負担になるよ!

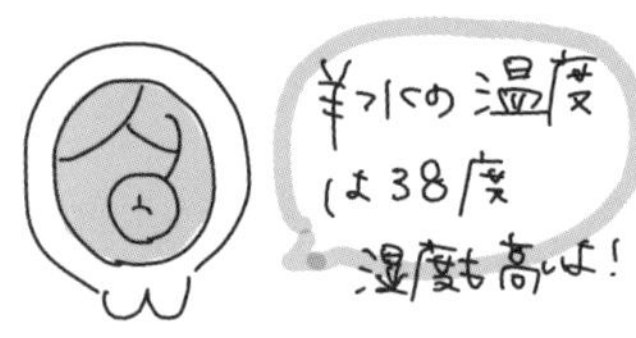

ここから外に出ていくので、一気に体温が低下してしまうよ (10度以上下がるよ)

未熟な程、高い温度・湿度が必要

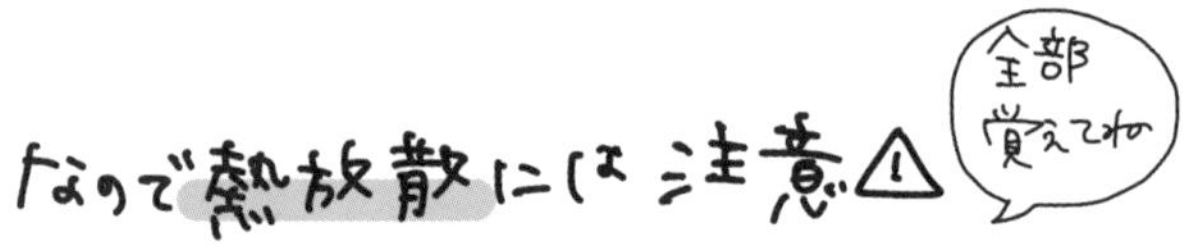

なので熱放散には注意

"動画もチェックして!"

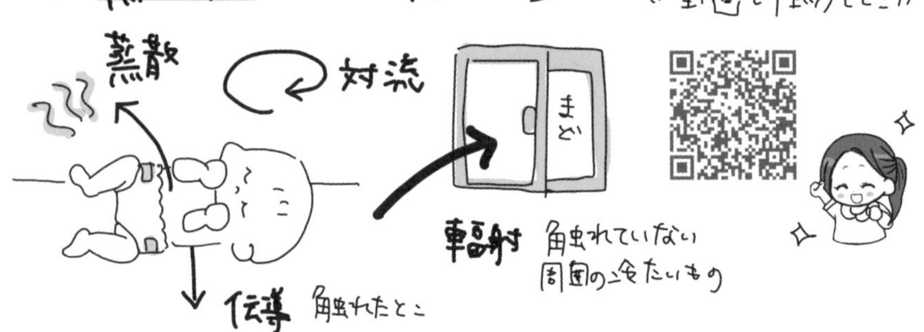

1番熱が失われるのが"輻射" 周りにあるものに熱を奪われる

観察はインファントラジアントウォーマー下で行う!! (温かいところ)

蒸散は皮膚から水分が出ていくこと! **羊水を拭き取って、防ぐよ!**

対流は空気の流れで熱を奪うこと! エアコン下や風のあたる場所は避けて!

伝導は触れたところから熱が奪われること! 温めたベビー服を使用してね!!

テーマ
83 排便、排尿

排尿：98％ 24時間以内に生じる

→24時間でみられない時は、医師に報告します!!

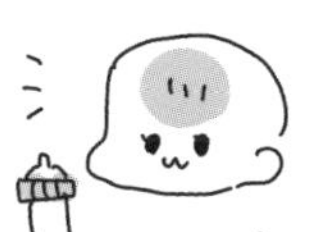

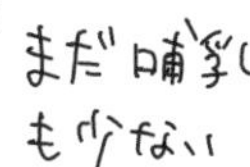
まだ哺乳も少ない

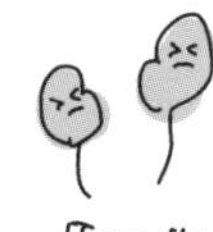
腎臓も未熟

尿中に水分が少なく尿酸塩が多い！尿酸が結晶化して**レンガ色**の尿が出ることも！（正常）

更に女の子では新生児月経が生じることも!!

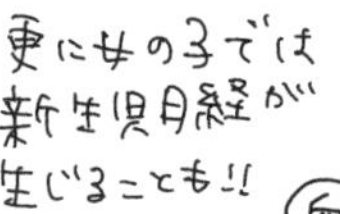

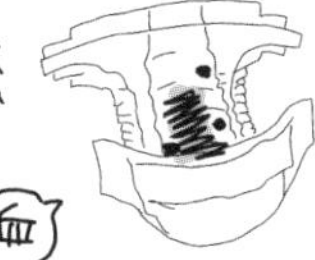

お母さんのエストロゲンが胎盤から移行して生じているよ!!

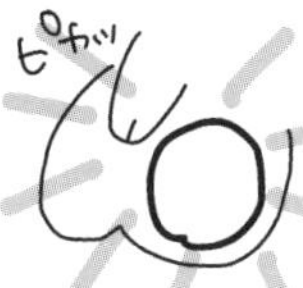

男の子は陰嚢に水がたまっていることも！ライトをあてると光る！

排便：こちらも24時間にみられる

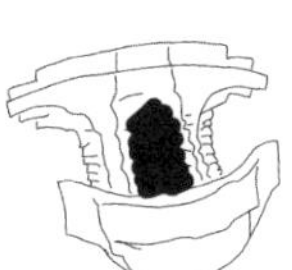

24時間は胎便（黒、緑） のりのつくだ煮みたい！

緑は胆汁が含まれているから！胆汁（黄色っぽい）がお腹の中に長くあると酸化して緑っぽく見えるよ

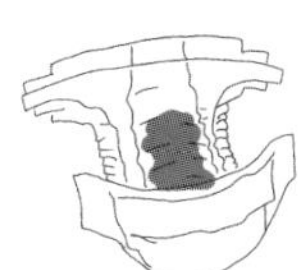

3日ぐらいは移行便（黄緑）

母乳を飲む回数が増え、徐々に緑が薄くなってくる!!

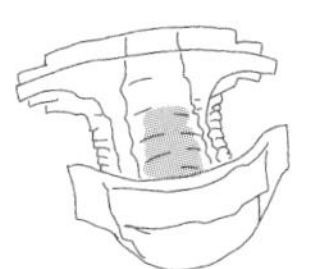

5日目～普通便（黄色）

母乳を飲めるようになってくると、腸内にビフィズス菌が定着してくるよ！ 顆粒状のツブツブが入ってくるよ!!

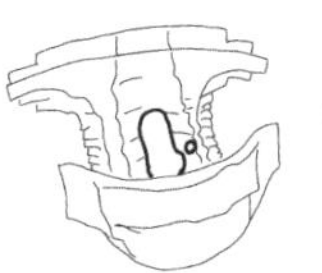

白色便は胆道閉鎖症

ビリルビンの黄色が便に出るのが正常なので、白い時は「胆汁が出ていない！」と考えてね!!

母子手帳に便色カードがついてるよ!!

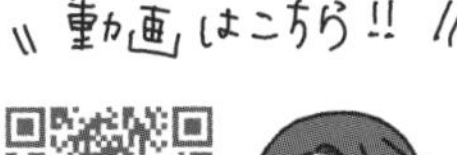
＼動画はこちら!! ／

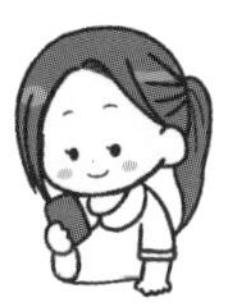

第10章 新生児期と看護

テーマ 84 生理的黄疸

テーマ4の黄疸の新生児ver!! 助産受験の子はめちゃ出ます

赤血球が壊れて生じるので出血する疾患で黄疸が出やすいよ!

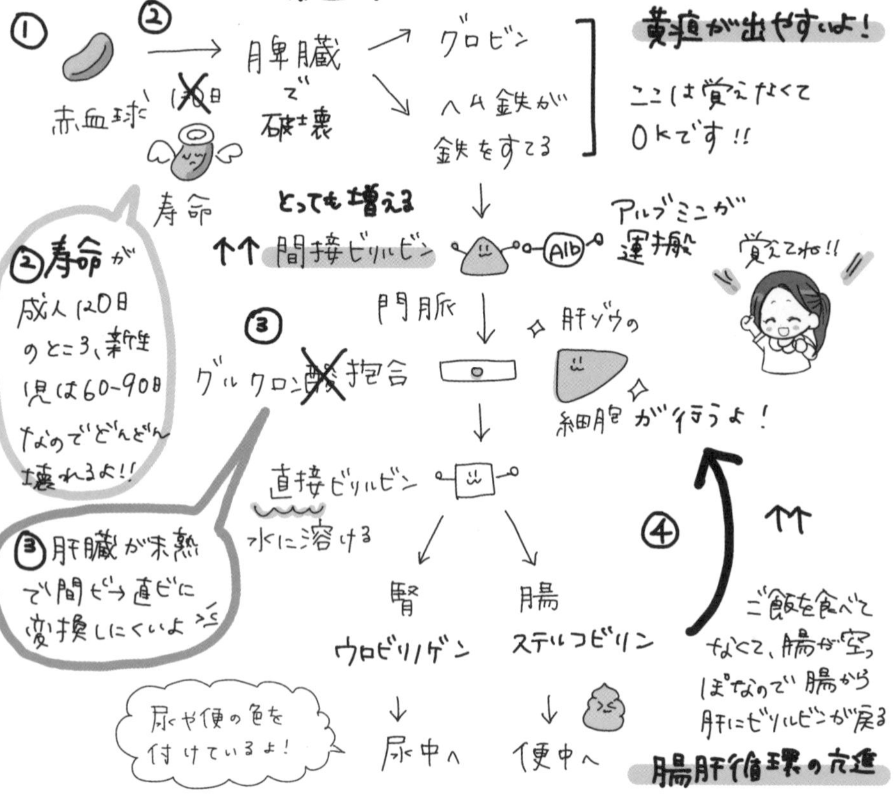

① ② 赤血球 120日 → 脾臓で破壊 → グロビン / ヘム鉄が鉄をすてる

ここは覚えなくてOKです!!

寿命

とっても増える ↑↑ 間接ビリルビン — Alb アルブミンが運搬

覚えてね!!

②寿命が成人120日のところ、新生児は60-90日なのでどんどん壊れるよ!!

門脈 ↓

③ グルクロン酸抱合 肝ゾウの細胞が行うよ!

③肝臓が未熟で間ビ→直ビに変換しにくいよ

直接ビリルビン 水に溶ける

④ ↑↑

腎 ウロビリノゲン ↓ 尿中へ

腸 ステルコビリン ↓ 便中へ

尿や便の色を付けているよ!

ご飯を食べてなくて、腸が空っぽなので腸から肝にビリルビンが戻る

腸肝循環の亢進

① 生理的多血

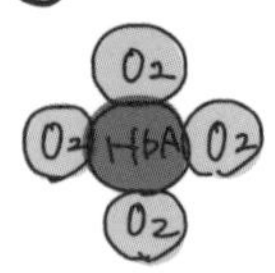

成人のHbにはO2が4つくっつく!!

アダルトの「A」って覚えてね

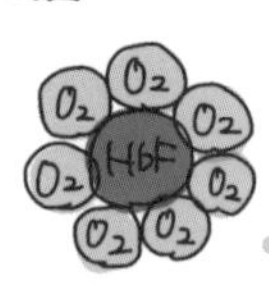

新生児はもっとO2がくっつく! なので赤血球が濃い!! これを**生理的多血**という

壊れた間接ビリルビンも濃いよ!!

よく飲むと消える

母乳を飲んで、消化器系が使われる**生後2〜3日から黄疸がスタート**するよ!!

母乳(ミルク)をよく飲んでよく尿や便にビリルビンを出すのが予防する方法!!

でも生後まもなくは摂取量が少ないので、**4-5日がピーク**

光線療法の適応基準（2500g以上）

2日目：ビリルビン15mg/dl以上
3日目：17mg/dl以上
4日目：18mg/dl以上
5日目：19mg/dl以上
病院にもよるよ!!

体重によって基準も違うので、私は覚えてなくて消去法で問題を解いてるよ!!

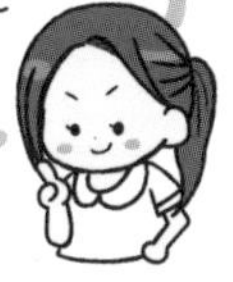

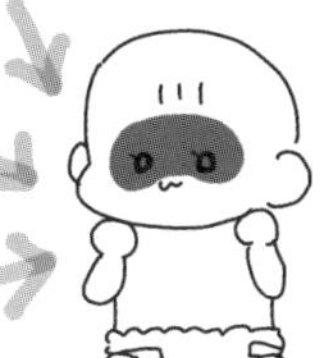

光線療法はブルーライト（紫外線）をあてて、グルクロン酸抱合を促す治療法だよ!!

飲んで出す!だよ

ポイント

①目と性腺をライトから守る（アイパッチとオムツ）
② **尿と便にビリルビンが出るので、色が濃くなる**
③どんどん母乳を飲んで排出したいので、授乳は普通に行う

クラマー法はしっかり覚えて!!

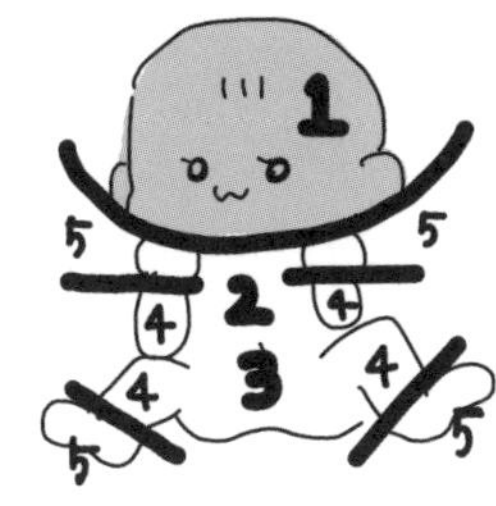

黄疸の出る順番!!
私は上→下、中心→外に広がるくらいで覚えているよ!!

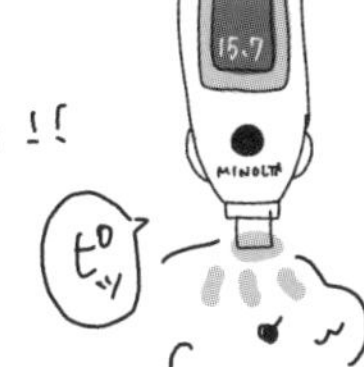

1日2回とかやる!

病棟ではクラマーとミノルタ（肌につけるとビリルビン予測）でスクリーニングする!

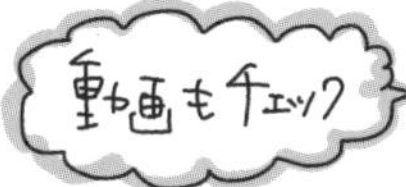

核黄疸に注意!!

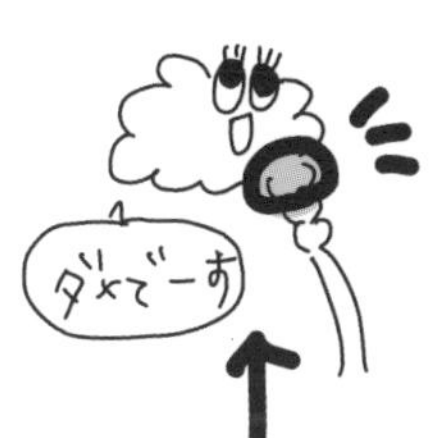

脳にはBBB（血液脳関門）があって、有害なものは脳にこないように見張っているよ!!

生後10日に完成

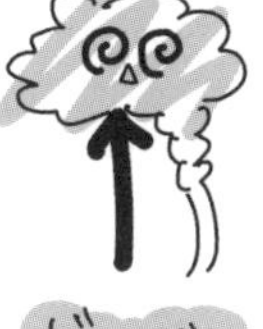

なので生後10日目まではビリルビンが脳に届いて神経細胞を破壊!! **脳性麻痺**になって、一生寝たきりになることも…

嗜眠、哺乳不良、嘔吐などをチェックしてね!!

BBB：brain-blood barrier（脳血管関門）

テーマ

85 分娩外傷

① 産瘤（むくみ）

第1胎向で見ていきます!!

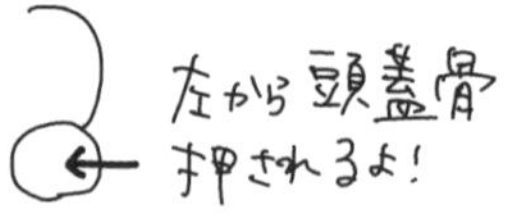

ぐぐぐっと骨が重なる（しまわれていく）

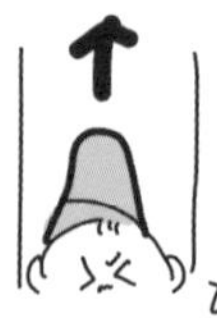

狭い産道で引っ張られていくよ!!

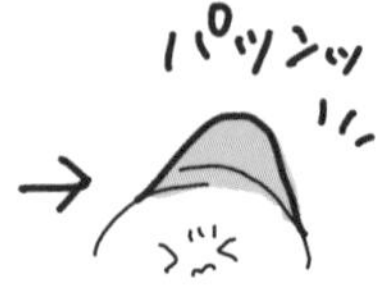

そして…浮腫みます!!

24時間くらいで治る

むくみなので骨縫合は関係なく超えていくし、波動性（血液のような液体感）はないよ!!

② 頭血腫（骨のところ（骨膜下）での出血

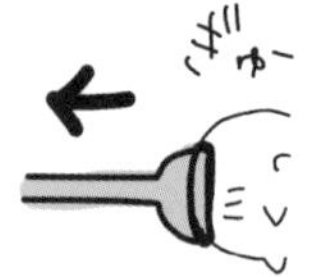

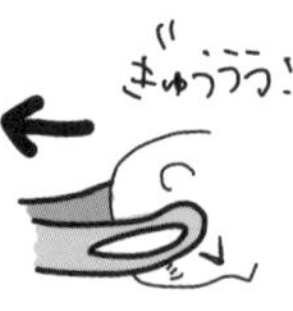

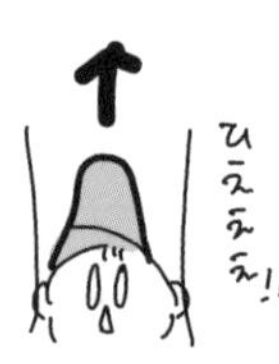

吸引とか鉗子分娩とか狭骨盤で引っ張られて、骨膜下で血管破綻!!

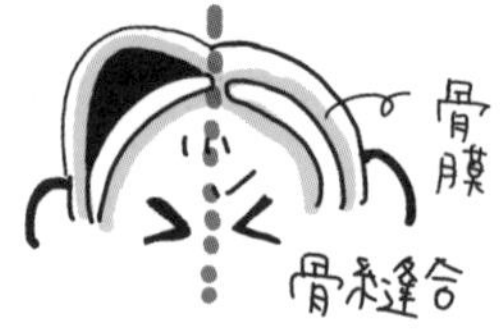

徐々に大きくなってく!!

骨膜下に出血なので骨縫合は超えない!

出血なので波動性（液体感）があるよ!!

数週間～数ヵ月で吸収されるけど、血液が多くて**高ビリルビン血症（黄疸）**になりやすい!

③ 帽状腱膜下血腫（帽子みたいに出血）

1～2ヵ月で消失

大出血

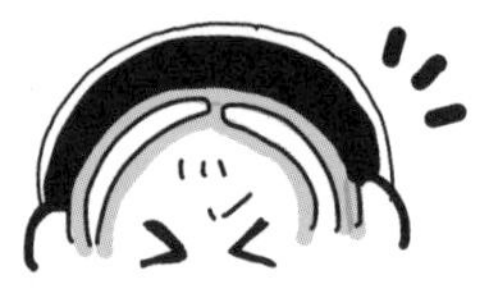

吸引や鉗子で帽状腱膜と骨膜が剥がれて、その間に大量出血!!

（頭全体だと思っていれば大丈夫です…!!）

骨縫合は超えるし、波動性はあるよ!!

大量出血なので…

→ **黄疸、貧血　ショック、DIC リスク**

溶血する疾患をまとめたよ!

テーマ

86 新生児メレナ

真性メレナ　本当に胎児が出血している

仮性メレナ　分娩の過程で母体血を飲み込んで、それを吐く

→ この2つの区別をつけることが必要!! そこで**アプト試験**を行うよ

アプト試験

① 出てきた血液を試験管に入れるよ☺

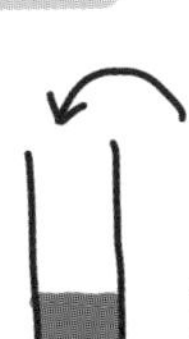

② 1%のNaOH（水酸化ナトリウム）を添加

③ 成人のHbAがNaOHに反応する

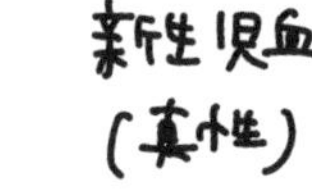

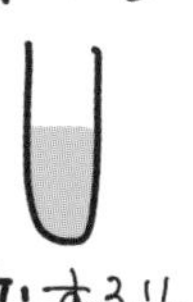

黄変する!!（黄褐色、緑褐色）

変色しない（ピンクのまま）

真性メレナはビタミンK欠乏や周産期ストレスによる消化管出血が多い

止血の理解も必要です!!

Ⅹ → Ⅹα（10番が活性化）

ビタミンK ···→ ↓

プロトロンビン ―→ トロンビン

血小板を網でぎゅっ♡と固める

カルシウム ···→ ↓

フィブリノゲン ―→ フィブリン

血栓（フタ）ができる

ビタミンKがないと止血できないから、出血予防でK_2シロップを飲むよ

ミルクには添加されてる

ビタミンKは止血に必要だけど、母乳には含まれない!!

14日以上出血が続くと、頭蓋内出血につながる可能性も…早期の対応が必要

今はK_2シロップは3ヵ月法（13日法）が行われているよ!

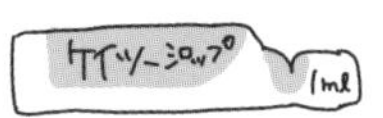

昔は3回だった…。

週に1回×13回（生後すぐに1回）飲ませるようになったよ☺

新生児メレナは早期にビタミンK_2製剤を静脈内注射する!!

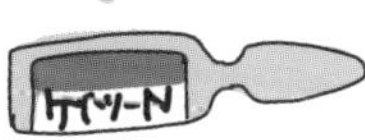

"動画です"

テーマ5など血液学も併せて見てね!!

テーマ

87 新生児聴覚スクリーニング

公費（税金）負担を実施している市町村は7割程度です

① 耳音響放射（OAE）スクリーニング検査

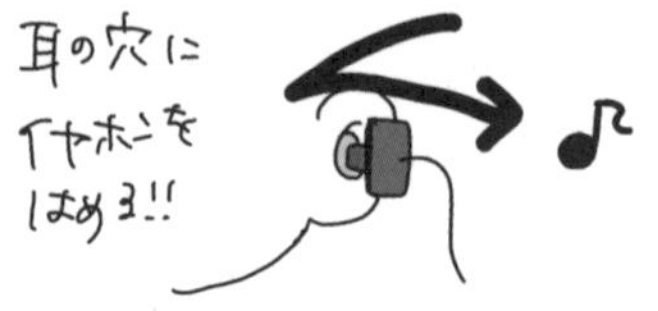

耳の中の音の跳ね返りをみているよ!!

耳の中が乾いていないとできないので、生後24時間以降に検査するよ

静かな環境で大体寝てる時行う

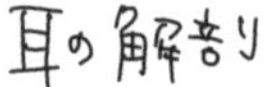

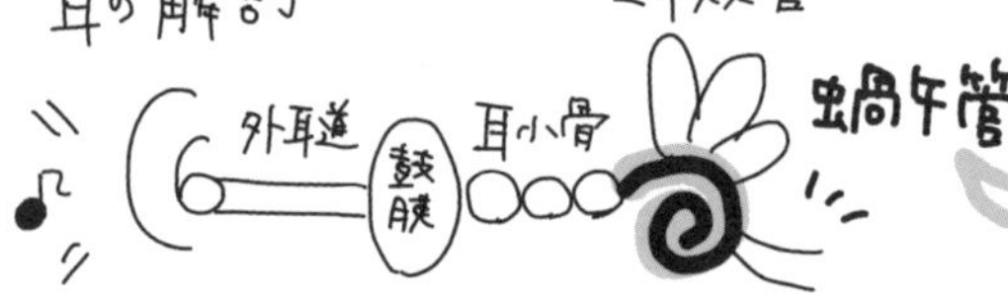

ここの働きをチェックしてる!! 内耳の音を感じる場所で感度は95-98%と高め

①で引っ掛かったら新生児科の医師にコンサル!!

② 自動聴性脳幹反応（AABR）確定診断

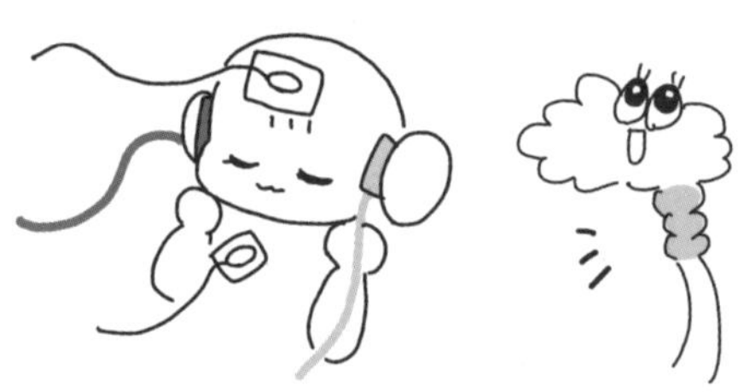

蝸牛から先の聴神経、脳幹までの反応をみているよ!

感度は99.96%!!

1000人に1～2人程が難聴です

難聴児の聴能訓練を**6ヵ月までに行うと**習得できる言葉の数が増える!!

早期発見・早期治療が大切なんです!!

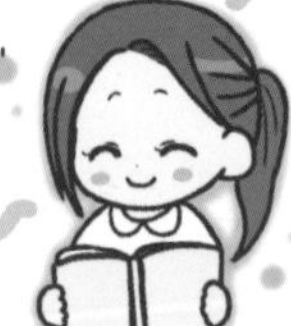

多いのが遺伝によるもの。その他にトキソプラズマやサイトメガロウイルス、風疹などの感染でも難聴になるよ

動画もチェック

OAE：oto acoustic emissions（耳音響放射）
AABR：automated auditory brainstem response（自動聴性脳幹反応）

テーマ

88 新生児マススクリーニング

先天性代謝異常を調べるのが新生児マススクリーニングです ☺

生まれつき　食べ物に含まれる栄養素の代謝 or ホルモンの分泌が多すぎたり少なすぎたりする］異常のこと

ガスリー法 → **タンデムマス法**になり25種類調べられるように！

アミノ酸代謝異常（たんぱく代謝×）
① フェニルケトン尿症
② ホモシスチン尿症
③ メープルシロップ尿症
］ここを含む22種類をタンデムマス法という方法で調べていくよ!!

1番多いよ

↓ こっちはタンデムマスではない

内分泌疾患
④ **先天性甲状腺機能低下症（クレチン症）**
⑤ 先天性副腎過形成
］ELISA法という従来の方法でみていく

糖質代謝異常（炭水化物代謝×）
⑥ ガラクトース血症
］酵素法やボイトラーでみてく

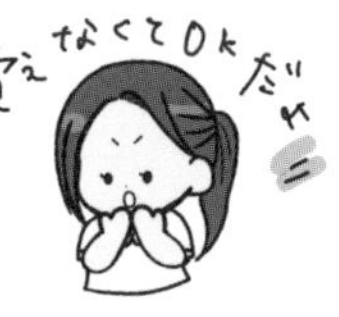

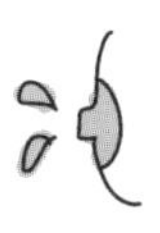

① 母乳やミルクを飲んで、

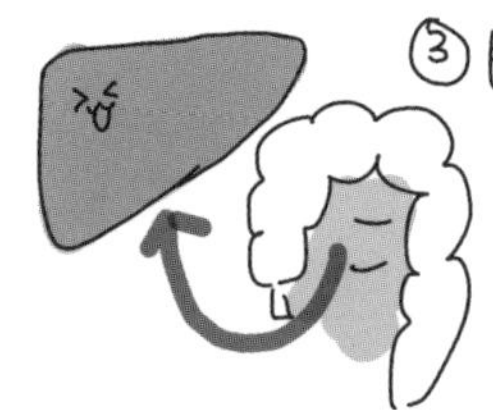

② 小腸で吸収されて
↑
③ 門脈から肝臓に入っていく!!

なのでたくさん飲んでこのサイクルを1周した**生後4～5日目に検査**
上手く飲めない哺乳不良の子だと後日2回目の採血が必要!!

"ちくっ"
神経の少ない足の裏に針をちょっと刺して…

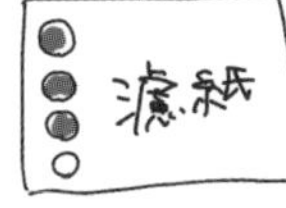

血をつけて検査

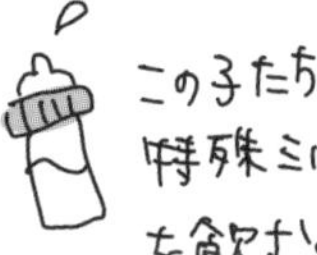

この子たちは特殊ミルクを飲むよ！

ELISA法：enzyme-linked immuno sorbent assay（酵素結合免疫吸着測定法）

第10章 新生児期と看護

テーマ 89 ディベロップメンタルケア

低出生体重児　2,500g未満
極低出生体重児　1,500g未満
超低出生体重児　1,000g未満

未熟な子ほど必要なケア!!
でも正常新生児でも行う

成熟度はDubowitz法を使います！未熟な程↓

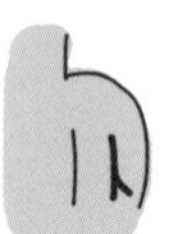

皮膚が赤とかピンクっぽくて、血管が透けてる

胎毛が濃い（背中とか）

しわが少なくてつるんっとしてる（特に足底）

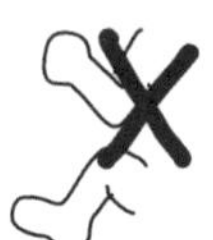

子宮内と似た状態・姿勢をつくるのが、ディベロップメンタルケアです!!

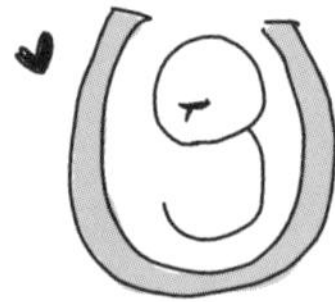

クベースの中とかコットの中で、仕切りを使ってまあるくするよ!!

音と光も!!

暗い

静か

\\ 動画はこちら //

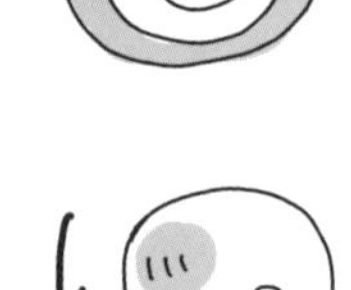

ルールの確認

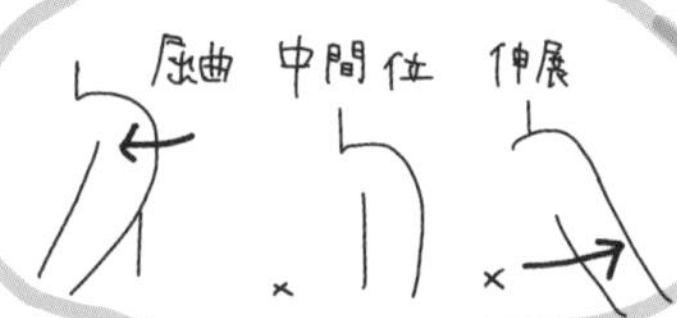

肩関節と股関節は中間位!!

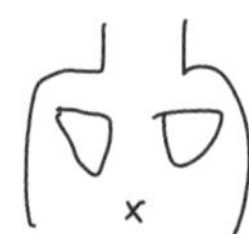

頸部屈曲

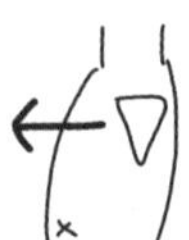

肩甲骨を下制す

前進させる
なで肩にして前に出すイメージ

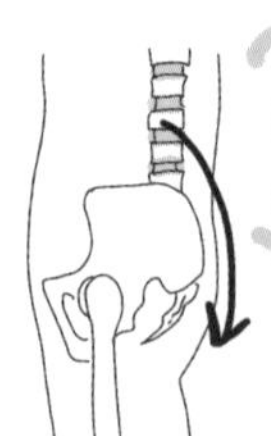

骨盤は後傾

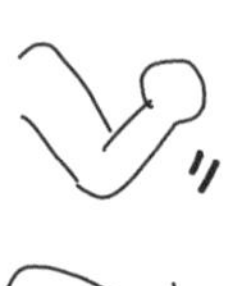

上下肢は屈曲

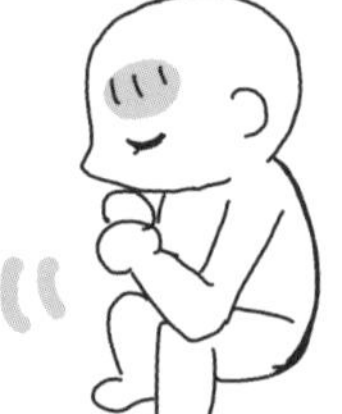

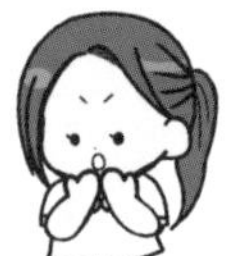

Dubowitz法：デュボヴィッツ新生児神経学的評価法

テーマ90 1か月健診

1か月健診までが助産師の範囲内!!

平均

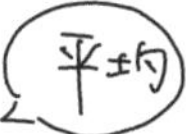

よく聞かれるのは体重 **1日25〜30g増えてればOK!!**

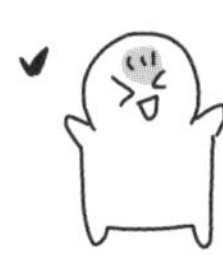

生まれた時は
平均3,000g
↓
飲む量も少なく
尿や便で水分失う

生後2〜3日までは
自然に体重が減る
10%は超えない!!

コレも

生後7〜10日で体重は増加してくる!! 全て含めて平均30gずつ増える!
最低18g増えてればOK! 15g以下は体重増加不良です!!
でも逆に体重とっても増えてる!!って子も多いよ。その時は嘔吐チェック!!

結構ミルクを足しすぎの
お母さんが多いよ!!
ミルクが多いと戻します!!

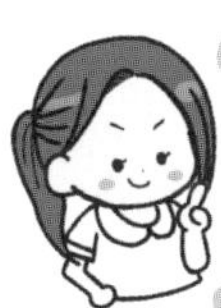

よく戻す子は飲みすぎかチェック!!
- **嘔吐物の性状チェック**
- **哺乳量測定**をしてみよう

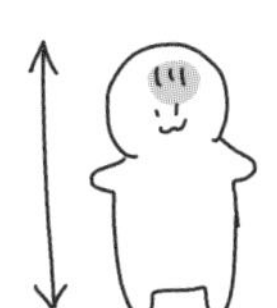

で

生後1週	日数×10ml/回
1〜2週	60〜80ml/回
2週〜1ヵ月	80〜120ml/回
1ヵ月は	**120〜160ml/回**

母乳が出てる量が分からず、あげすぎちゃう

生まれた時は

身長
平均50cm
+4〜5cm

頭囲33cm
+3cm

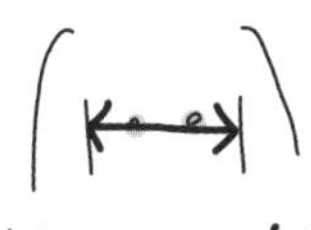

胸囲32cm **+4cm**

くらいに1ヵ月で増えてればOKです!

ここで予防接種の指導もしていくよ!! (アイドルの歌に合わせて♪)

動画

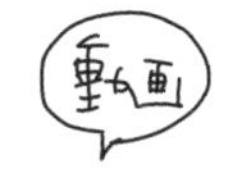

誰もが目を奪われてく、君は完璧で究極のアイドル♪

ロタ、ヒブ　B型肝炎
同時接種をまとめたよ

四種混合に
これだけ3ヵ月〜

肺炎球菌
他は2ヵ月〜接種

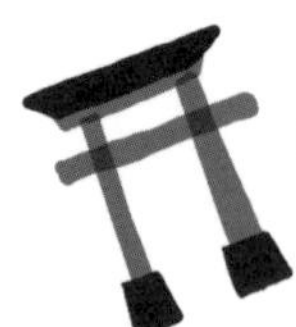

合格✿祈願

国試に向けて頑張っている方は、ココに皆でメッセージを書きあいましょう

全て見に行って、メッセージ送ります

インスタで@nurse_moka_をシェアしてね!!

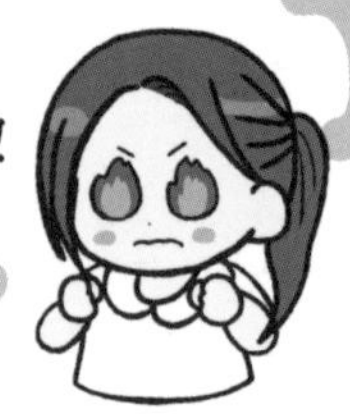

ここまで頑張ったみんなはスゴイ 絶対合格しよ!!

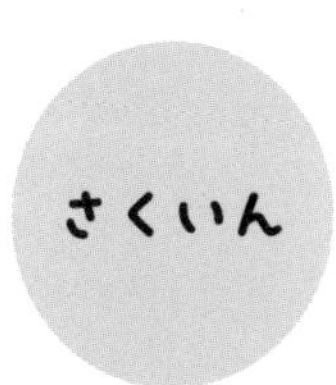

数字・欧文

あ行

か行

さ行

た行

な行

は行

ま行

や行

ら行

わ行

イラストで分かる!! 母性看護学

看護師・助産師を目指す方も
これ1冊で母性看護を“まるっ”と理解

著　者　筒井　美帆（つつい　みほ）
発行人　中村雅彦
発行所　株式会社サイオ出版
〒101-0054
東京都千代田区神田錦町 3-6　錦町スクウェアビル７階
TEL 03-3518-9434　FAX 03-3518-9435

カバーデザイン　Anjelico
DTP　マウスワークス
印刷・製本　株式会社 朝陽会

2024 年　7 月30 日　第１版第１刷発行
2024 年　8 月30 日　第１版第２刷発行

ISBN 978-4-86749-026-6　
●ショメイ：イラストデワカル !! ボセイカンゴガク
乱丁本、落丁本はお取り替えします。